LA LEY DE ATRACCIÓN, AUTOCONFIANZA & EMPATÍA

DESCUBRE CÓMO SUPERAR LA ANSIEDAD SOCIAL, CONTROLA TUS EMOCIONES Y LOGRA UNA COMPLETA SANACIÓN EMOCIONAL, FÍSICA Y ESPIRITUAL

LITA GORDILLO

Copyright 2019 - Todos los derechos reservados.

El contenido de este libro no puede reproducirse, duplicarse o transmitirse sin el permiso directo por escrito del autor o el editor.

Bajo ninguna circunstancia se atribuirá culpabilidad ni se responsabilizará legalmente al editor ni al autor de ningún daño, reparación o pérdida monetaria debido a la información contenida en este libro. Ya sea directa o indirectamente

Aviso Legal:

Este libro está protegido por los derechos de autor. Este libro es únicamente para uso personal. No se podrá enmendar, distribuir, vender, usar, mencionar o parafrasear cualquier parte o contenido de este libro, sin el consentimiento del autor o editorial.

Aviso de exención de responsabilidad:

Favor de notar que la información contenida en este documento es solo para fines educativos y de entretenimiento. Todo el esfuerzo fue hecho para presentar información precisa, actualizada y completa. Ningún tipo de garantía viene declarada o implícita. Los lectores reconocen que el autor no está comprometido en presentar consejos legales, de tipo financieros, médicos, ni profesionales. El contenido de este libro ha sido obtenido de diversas fuentes. Favor de consultar a un profesional antes de intentar realizar cualquiera de las técnicas descritas en este libro.

Al leer este documento, el lector acepta que bajo ninguna circunstancia el autor es responsable de las pérdidas, directas o indirectas, que ocurran como resultado del uso de la información contenida en este documento, incluidos, entre otros, - errores, omisiones o inexactitudes.

ÍNDICE

LA LEY DE LA ATRACCIÓN

Introducción	3
1. Aspectos básicos de la Ley de la atracción	7
2. El poder de tus pensamientos	13
3. Atraes lo que eres, no lo que quieres	29
4. ¿Para qué puede usarse la ley de la atracción?	35
5. Pasos para aplicar la ley de la atracción	45
6. Consejos prácticos para aprovechar al máximo la ley de la atracción	53
7. Herramientas para aplicar la ley de la atracción	67
Conclusión	71

AUTOCONFIANZA Y ANSIEDAD SOCIAL

Introducción	75
1. Aspectos básicos de la autoconfianza	79
2. Las creencias limitantes. ¿Cómo vencerlas?	85
3. Vence tus miedos	91
4. Incrementa la autoconfianza progresivamente	97
5. Reafirma tu autoestima	105
6. Cómo entrenar tu autoconfianza	111
7. Técnicas que te ayudarán a cultivar una autoconfianza inquebrantable	117

8. Transforma tu realidad desde tu ser interior — 123
9. La asertividad y la autoconfianza — 129
10. Reafirma cada día la autoconfianza — 135
Conclusión — 141

EMPATÍA

Introducción — 147
1. Datos básicos sobre la empatía — 151
2. Perfil de las personas empáticas — 165
3. Características de la empatía — 173
4. Consejos para desarrollar empatía — 181
5. Las 8 formas básicas de la empatía — 189
6. Pasos para potenciar la empatía — 195
7. Beneficios de la empatía — 203
Conclusión — 211

LA LEY DE LA ATRACCIÓN

DESCUBRE CÓMO VIVIR EN EL AHORA, DESARROLLA TU ESPIRITUALIDAD Y CREA ABUNDANCIA USANDO EL PODER DE LA MANIFESTACIÓN

INTRODUCCIÓN

Que todas las bendiciones del universo te arropen y te llenen de prosperidad y abundancia.

Gracias por estar aquí. Quiero abrir tu panorama, para que descubras los cambios que puedes lograr si activas la ley de atracción en tu vida.

El poder de la atracción está en ti, según la Ley de Atracción, cuando pones un deseo en algo, y lo haces con la claridad suficiente, puedes conectarte con tus propios deseos y crearlo antes de que exista materialmente.

La Ley de Atracción es una sincronía entre el deseo y tus pensamientos, provoca que se unan como si fueran imanes y llega todo eso que deseas.

Es por ello que el éxito y la prosperidad, llegan por medio de la atracción y todo gracias a que se reprograman los pensamientos. La ley de atracción se cumple así no lo quieras. Si tienes en tu mente pensamientos de derrota, miseria y escasez, eso es lo que llegará.

Este trabajo lo escribí para ti, para que cambies los pensamientos negativos y pensamientos derrotistas, por unos donde te comprometas a pensar en positivo, atrayendo prosperidad, abundancia, amor, riqueza y felicidad.

A partir de allí vas a poder crear los deseos más grandes que tengas y conquistarás las metas que te propongas.

El universo va a traer y materializar todo lo que desees por medio del poder de la atracción.

Antes de que pases conmigo al primer capítulo y conozcas a fondo lo que es la Ley de Atracción, las maneras de activarla y todas las herramientas para que tu vida cambie para siempre, te quiero mostrar lo siguiente:

Todas las cosas son nuevas, el momento que vives es novedad, la línea siguiente que vas a ver es nueva, y de la mano van los sentimientos, a cada momento estás construyendo nuevos pensamientos, ellos son fundamentales porque construyen tu realidad.

Partiendo de allí, te pido que asumas el compromiso para contigo mismo de tener pensamientos positivos, llenos de amor y que los visualices con la Sustancia Divina y Creativa.

Asimismo te quiero pedir que dejes atrás esos pensamientos negativos que llegan o habitan en tu mente, ten nuevos pensamientos de fe, que sean distintos a esos que moran en tu mente ahora.

Por ejemplo, pensamientos de este tipo:

Me duele la cabeza, siempre me siento cansado y los huesos a toda hora están adoloridos, parezco un viejo, que lleguen las vacaciones para echarme a descansar y no hacer más nada.

Aunque te sientas cansado, debes pensar de esta manera:

Estoy sano, soy esencia de Dios y mi ADN es Divino. Trabajo mucho, pero soy sano y fuerte, hay salud en mí, soy joven y vital, ya me tomaré las vacaciones para potenciarme más, pero ahora mismo soy un ser de luz e irradio felicidad porque eso hay en mi interior.

Todo esto se oye muy poético y de seguro te preguntarás cómo pensar de esta manera si sientes que no vales nada por el inmenso cansancio que arrastras.

No te preocupes, me he propuesto tomarte de la mano y mostrarte esta ley universal, quiero que al final cambies ese pensamiento y atraigas todas las energías positivas a ti.

De nuevo bienvenido al poder de la Ley de Atracción y gracias por acompañarme, pasa y descubre esta gran herramienta que transformará tu vida.

ASPECTOS BÁSICOS DE LA LEY DE LA ATRACCIÓN

Lo que pienses es lo que serás, lo que sientes es lo que atraerás, y lo que imagines es lo que crearás.

Es algo simple. Se puede decir que la Ley de Atracción establece que poseemos el poder de influir en los eventos y circunstancias de la vida.

¿Qué es la Ley de la atracción?

La Ley de Atracción es el secreto para lograr lo que quieras en tu vida. Los pensamientos son energía y vibran a una velocidad en función de la intensidad emocional que tengan.

Entre más temeroso o excitado estés, más rápido se van a irradiar los pensamientos hacia ti y atraerán a tu alrededor personas y situaciones relacionadas con ese tipo de emoción.

Es esencial para comprender la condición humana y es la confirmación de que eres un imán viviente. Así llegan a tu vida las personas y las situaciones que tengan armonía con los pensamientos que te recorren.

¿Has oído la frase de que las almas gemelas se atraen?

Es cierto.

Todo lo que tienes en este momento en tu vida, lo has atraído por el tipo de persona que eres y especialmente por la manera en la que piensas.

No te puedes salvar de la ley de atracción, es como la ley de gravedad.

Los pensamientos que son dominantes los puedes cambiar por medio de ejercicios mentales, puedes diseñar una disciplina que enfoque tus pensamientos hacia lo que te interesa a la vez que rehúsas los que no te convengan.

Una persona que aplica la Ley de Atracción de una manera positiva, dice que tiene suerte. Es una manera que usan para describir a esas personas que visualizan los deseos que tienen y los ponen en marcha de manera positiva y tienen esta actitud hasta conseguirlo y continúan así para ir por más.

Importancia de la Ley de la Atracción

La mayoría de las personas atraen de manera automática las cosas. Piensan que no tienen ningún control, los pensamientos y los sentimientos se mantienen en modo automático y llegan por defecto.

Nadie atrae nada que no tenga deseos de atraer. Es imposible controlar los pensamientos. Los científicos dicen que tenemos unos sesenta mil pensamientos al día, es una inmensa cantidad, intentar controlarlos todos es algo agotador.

Pero no hay que controlar precisamente los pensamientos, sino los sentimientos. Ellos ayudan a saber lo que estamos pensando.

Los sentimientos son muy importantes, representan una herramienta para ayudarnos a crear la vida. Los pensamientos son la causa de todo. Todo lo que vemos y experimentamos en este mundo tiene un efecto y esto incluye a los sentimientos, aunque la causa siempre son los pensamientos.

Los sentimientos dicen rápidamente lo que pensamos, mira los sentimientos cuando pasas por una mala racha, de repente recibiste unas noticias malas. En tu plexo solar o estómago se desata una sensación inmediata. Los sentimientos se sienten instantáneamente y son una señal para saber lo que piensas.

Hay dos tipos de sentimientos: los buenos y los malos, la diferencia es que unos te hacen sentir bien y otros mal.

Tener depresión, resentimiento, culpa, son sentimientos que reducen tu fuerza, son malos sentimientos.

Nadie te puede decir si te sientes bien o mal, eres el único que puede saber cómo te sientes en un determinado momento. Si no estás seguro de tus sentimientos te tienes que preguntar: ¿Cómo me siento? Te puedes detener un momento cada día y repetir esta pregunta, así sabrás cómo te sientes y si esa emoción que tienes no es de tu agrado, trabajar en mejorarla.

Ten esto muy en cuenta: es imposible sentirse mal y tener buenos pensamientos, es algo que desafía la Ley, porque los pensamientos son los que provocan los sentimientos que te hacen sentir mal.

Beneficios de la Ley de la atracción

Cuando utilizas la Ley de Atracción correctamente, logras cualquier propósito.

La Ley de Atracción funciona en base al estado mental, esto quiere decir que es necesario tener consolidada ciertas creencias para poder atraer circunstancias acordes.

Cada acto va alimentando el ego y así se tiene una frecuencia especial, entonces el universo sigue las ideas, dicho de una manera más adecuada, creamos el mundo de acuerdo a lo que creemos.

Con tristeza he escuchado a personas decir que no tienen oportunidades. Comprende esto: las oportunidades se crean en tu mente, puedes colocar la Ley de Atracción y todo su poder para que pienses que "mañana lograrás cerrar un negocio millonario" y luego esto ocurre.

Es una posibilidad que existe, no es tan fácil, pero es factible. Los cambios suceden porque se requiere la energía para hacerlo, las oportunidades surgen en la medida en la que una persona tiene la disposición a luchar con constancia, espíritu de sacrificio y determinación, haciéndolo cada día, hasta conseguir respuestas que sean satisfactorias.

El trabajo lleva a la fe y así se ve que aquello que se esperaba con fe se puede realizar.

La Ley de Atracción provoca que las condiciones se vayan acomodando poco a poco de acuerdo a los cambios que haces.

Los secretos que tiene el poder de la mente son increíbles, para poderlos ver es indispensable que se busquen las respuestas de manera continua y que trabajemos en mejorar el tipo de pensamientos. Es la única manera que existe para construir el éxito sin límites.

2

EL PODER DE TUS PENSAMIENTOS

Cuán diferente sería nuestra vida si desde pequeños nos hubieran inculcado la importancia de los pensamientos y que si pensáramos de una manera saludable de inmediato cambiarían nuestras emociones.

Muchas personas siguen caminos trazados por otros, con las mismas costumbres, ideas, son tradicionales en lo que consideran correcto y les da seguridad.

Pero también me hincha el corazón ver a personas que se salen de la vía normal, se arriesgan a hacer algo que sea original y completamente distinto, personas normales pero con actitudes especiales que logran cosas increíbles.

No tienen nada que tú y yo no tengamos, a lo mejor tienen más valor, más creatividad o la certeza de que los pensamientos crean sus vidas.

Los pensamientos son energía

El pensamiento es la parte más sutil de la energía que tiene que ver con nosotros. Igual que la palabra es más sutil que los actos que realizamos, el pensamiento es más sutil que la palabra, para imaginarlo mejor, se asemeja más a lo: sólido, líquido y gaseoso, uno es más sutil que el otro.

Todo es energía, se dice que cada átomo es energía. De acuerdo a las ondas que transmitan tus pensamientos creas el bien o el mal.

Todo viene de la misma fuente de energía fundamental.

El pensamiento es energía. Trabaja por medio de ondas, todo pasa por nuestro pensamiento antes de ser creado, por tanto donde se ponen los pensamientos, la intención, ahí es donde se está creando.

El primer instinto de la Realidad Suprema, para la creación de todo lo que se puede ver alrededor y compone el universo, fue precisamente la creación de un pensamiento y desde esa base se crearon los planos que basan toda nuestra existencia.

En el momento en el que comprendes que el poder de tu mente es infinito, que todo lo que creas por medio del pensamiento comienza a hacerse responsable de tu existencia, comienzas a darte cuenta de que eres lo que piensas.

Diriges y actúas tu propia vida de acuerdo a tu alta o baja energía, que no son más que los pensamientos creadores y partiendo de allí, lo que piensas es lo que eres y así te vas haciendo, creando.

Es por esta razón que se puede cambiar la personalidad, las circunstancias del entorno. Esos acontecimientos que parece que no tienen nada que ver contigo y no dependen de ti, son totalmente modificables con la ayuda de los pensamientos. Toda energía transforma tu entorno correspondiente.

Cuando concentras la fuerza de tus pensamientos en un objetivo determinado, antes o después lo alcanzarás. De la nada no puedes esperar que salga algo, es la ley de la naturaleza. Si no haces nada no puedes esperar algo a cambio.

Cada acción da lugar a una reacción. La energía no se

pierde en el universo, se transforma. La nada no existe, donde antes se pensaba que no había nada, se descubrió que hay campos de torsión, que son campos de información y proceden del Todo Absoluto Nada-Absoluto, principio y fin de toda la existencia.

Cada pensamiento cuando pasa a ser acción produce una cadena de acontecimientos que causará una afectación en todo el entorno.

La vida no pone problemas y dificultades, es la ignorancia, el modo inconsciente en el que se vive. Tú creas tu realidad.

Tienes que entender que todo lo necesario para poder triunfar en la vida lo llevas en ti. La ciencia ha demostrado sin duda alguna que el ser humano utiliza solo una parte pequeña de su infinita capacidad innata, es decir apenas el 10% de sus capacidades y posibilidades totales.

Es increíble ver las altas metas que tiene un pensamiento entrenado, así como la conducta coherente que puede alcanzar el control mental y la meditación con una visualización creativa.

La fe mueve montañas, no es un refrán más del lenguaje popular, es una realidad que todos tienen la capacidad de alcanzar.

Ya sabes entonces, que el pensamiento es energía y la energía la adquieres con el conocimiento adquirido a lo largo de tu evolución.

Eres lo que piensas de ti

Otra frase del lenguaje popular es "Tu pensamiento crea tu realidad". Muchos desconocen lo que significa realmente.

Imagina esto: vives en una ciudad donde la mayoría de las personas son pesimistas y hablan siempre con un deje destructivo. Cuando se cruzan contigo se quejan del mundo, de paso te recuerdan los errores que has cometido y lo hacen con desprecio, te dicen que eres un ser detestable y un mediocre que no logrará nada en su vida.

¿Te gustaría mudarte a esta ciudad?

Si vivieras allí, aunque intentes no dejarte contagiar, al final comenzarás a criticar y a ser una persona con la misma mala energía de ellos. Serás uno más.

La mente funciona así. Los habitantes son los pensamientos. Cuando los habitantes expresan paz interior, alegría, calma, eso es lo que experimentarás, si son iracundos, desesperados, rencorosos, esa será tu realidad interior.

El pensamiento es el producto de tu mente consciente que se manifiesta en la voz interior. Puedes dirigir de manera voluntaria la consciencia hacia un pensamiento u otro de forma directa o indirecta.

Haz esta prueba: piensa en un momento que te parezca feliz de tu pasado reciente, cuando lo tengas, fíjate en la sensación que sientes al recordarlo.

Ahora piensa en un momento triste… ¿Qué prefieres? ¿Crear pensamientos agradables como el primero o pensamientos negativos como el segundo?

Tú eliges.

La Consciencia Errante

Muchas personas dejan fluir su mente de forma libre. Esto causa que los pensamientos sean como barcos de vela que se dejan llevar por el viento.

A lo mejor llegan a una playa paradisiaca o pueden acabar en el Triángulo de las Bermudas con una tormenta terrible. Si dejas a los pensamientos guiados por las circunstancias del exterior, sin filtro alguno o control del estado, dependerán de las circunstancias del exterior.

Cuando te deprimes es porque dedicas mucho tiempo a pensar en las cosas negativas de tu vida. Si eres ansioso es porque dedicas mucho tiempo a pensar en cosas que te dan miedo. Si centras los pensamientos en lo negativo, vas a crear emociones como la culpa, el odio, rencor, celos, desconfianza y envidia, entre otras emociones desagradables. A mí no me gustan este tipo de emociones, ¿a ti si?

Controlar la mente consciente está en tus manos, tienes que reclamar la propiedad de los pensamientos. Si quieres ser feliz, ganar más dinero, tener mejor salud y una buena relación de pareja, entonces tienes que alinear los pensamientos con los deseos. Tienes que asumir la responsabilidad de lo que pasa por tu mente.

Si quieres ganar más dinero, por ejemplo, pero no dejas de pensar en lo mal que salen las cosas, en la miseria que vives, estás centrando los pensamientos en el lado negativo, es un saboteo que te haces a ti mismo.

Eres tu peor enemigo.

Si te concentras en lo que quieres vas a poder alcanzarlo.

Tu realidad depende de lo que piensas

En un estudio realizado, se entrevistaron a 3500

personas a lo largo de varios años y se les preguntó a cada uno: ¿En qué piensas ahora mismo?

De las 3500 personas, las que ganaban más dinero y eran más exitosas tenían la certeza de lo que querían y cómo lo iban a conseguir.

Eran personas que tenían alineada su mente con sus metas. Tú puedes hacerlo también, para ello te propongo lo siguiente:

Pensamiento optimista

Si centras tu mente en pensar cosas positivas, vas a despertar una reacción positiva en ti. Ser optimista es fácil, es preguntarse a cada momento algo como esto: ¿Cuál es la parte positiva de esto? ¿Qué puedo aprender de esta situación?

Cada día lo puedes empezar de manera positiva, dedicando unos minutos luego de levantarte, a pensar en cosas positivas, a ejercitar esos pensamientos y luego a dar las gracias por lo que tienes en el entorno.

Céntrate en tus objetivos

Puedes hacer que tus pensamientos creen el estado óptimo para conseguir los que quieras. Si te dispones a trabajar, prepara la mente para la productividad, si vas a relajarte, busca pensamientos que te den paz interior.

Esto se puede aplicar a cualquier área de tu vida, así sea pequeña o grande.

Puedes centrar los pensamientos en los objetivos respecto a tu salud, amistades, familia, pareja, ocio o desarrollo personal.

Ten claridad en lo que quieres y además si puedes, escríbelo, tienes que tener los objetivos por escrito, esto te permite leerlos en cualquier momento en el que tu mente pierda enfoque.

Por ejemplo: estás en una reunión festejando, ¿cuál es tu objetivo? Conocer nuevas personas. Ahora profundiza en el objetivo, imagina que te presentas a distintas personas, hablas, imaginas lo que hablas en un tono amistoso. Todo lo que haces muestra cordialidad, y tu cara es de deseo de hacer amigos. De este modo la mente se alinea con tu objetivo.

Otra estrategia que te recomiendo es que leas tu lista de objetivos diarios, hazlo por la mañana, empieza a hacerlo de manera productiva, céntrate en las cosas más importantes, así tu mente irá a donde quieres ir.

Eres lo que piensas, no lo olvides. Los pensamientos

crean tu realidad. Dile a esos pensamientos lo que quieres y ellos te van a enseñar el camino.

Creencias limitantes Vs. Afirmaciones potenciadoras

Las creencias limitantes

Las creencias limitantes son una percepción de la realidad que impiden tu crecimiento, el desarrollarte como persona y alcanzar todas las cosas que te ilusionan.

Lo que piensas no es cierto en el mundo exterior, pero en tu mente sí. Eso es lo que vale, puede ser algo que viviste de pequeño o es algo con lo que hayas convivido desde hace algún tiempo a través de una experiencia o de una opinión.

Cuando cambies las creencias y la actitud, cambiará todo a tu alrededor.

Cuando crees que no puedes, ya el cerebro lo predispone para eso, en el fondo también hay una gran parte de miedo por lo que pueda pasar, ya estás visualizando el futuro desde el lado de la catástrofe, de que todo te va a salir mal y no en que todo puede salirte bien.

Las creencias limitantes las consigues en:

La búsqueda de un empleo:

- No voy a conseguir ese trabajo ni ningún otro que sea valioso.
- De seguro hay veinte candidatos mejor que yo. Escogerán a otro, yo no califico.
- Es imposible que encuentre trabajo, pero si lo encuentro de seguro no me gustará o me pagarán una miseria.
- Ese trabajo de seguro no lo sabré hacer, mejor busco algo con una categoría menor a esto que hago. Si abro este negocio nuevo a lo mejor me irá mal, no tengo suerte nunca.

Una promoción laboral:

- No soy tan bueno como para que me den ese ascenso.
- No valgo tanto ni estoy preparado para esa candidatura, no creo que dé la talla.
- No merezco un aumento de sueldo, cualquiera de mis compañeros son mejores que yo.

Buscando pareja:

- Nadie se va a fijar en mí, mejor evito hacer el ridículo.
- Mejor no voy a fiestas, me la pasaré mal.
- No tengo nada que pueda ser atractivo para otra persona.
- Todas las chicas que pienso que valen la pena solo se fijan en chicos guapos, pero en mí, jamás.

Y así… pensamiento malo tras pensamiento malo. Se te va la vida en eso.

Creencias potenciadoras

Contrario al punto anterior, con las creencias potenciadoras puedes abrirte camino. Todos tenemos esa capacidad para razonar y prestar atención a nuestros pensamientos.

En nuestra mente se forman planes que queremos alcanzar. También tenemos las palabras que vamos a decir y las acciones que llevaremos a cabo.

Puede que no estés consciente de eso, pero es así. Por eso tienes que tener cuidado de los pensamientos que tienes. Así también con los que dejas que se instalen y se conviertan en el día a día.

El lenguaje crea y sin pensamiento no hay lenguaje.

Desde que se es un niño, tanto en la escuela como en los hogares se nos enseña que debemos cuidar el cuerpo, mantenerlo aseado. Pero la mente no es algo que se trate mucho, salvo en esas familias afortunadas donde se aborda el tema.

La mente tiene un lugar importante y de ella se derivan muchas cosas, por ello es clave que la mente se entrene y eduque para que de esta manera se pueda tener una actitud mental positiva que te lleve a las metas de una mejor manera.

A lo mejor sin tener este tipo de actitud mental, puedes lograr muchas cosas. Pero esto es más complicado, eso te lo puedo asegurar.

Nuestras acciones se conforman por un conjunto de pensamientos. Tienes que permitirte el tiempo a examinar cuáles son las cosas que pasan por tu mente.

Entre la gran cantidad de pensamientos que pasan por tu cabeza a diario, hay dos grupos que deben tomarse en cuenta: son las creencias limitantes tratadas en el punto anterior y las creencias potenciadoras.

No permitas que las creencias limitantes te frenen en el crecimiento, tienes que actuar en base a ellas.

Quiero desde mi amor obsequiarte esto:

Creencias potenciadoras

- Todos los cambios son positivos.
- Merezco ser amado.
- Cada caída es una oportunidad para demostrar que me puedo levantar.
- El trabajo, el esfuerzo y la energía hace posible todo.
- Las dificultades me fortalecen.
- Tengo la capacidad para lograr lo que me propongo.
- Cada fracaso es una oportunidad para aprender.
- Tengo la capacidad para mejorar en todos los aspectos de mi vida.
- El universo solo pone pruebas para que yo las supere siempre.
- La felicidad la puedo alcanzar fácilmente.
- Tengo un potencial infinito.
- Mis virtudes y defectos me hacen un ser especial y único.
- Puedo hacer que sucedan las cosas.
- Todos venimos a disfrutar.
- Yo defino quién soy y mis límites.

Cada una de las anteriores frases pueden ser estímulos o motivaciones que puedes usar para tomar cuando las necesites.

Tienes que interiorizarlas hasta el punto donde las creas totalmente y sean parte de tu conversación diaria.

Al momento de creer en las cosas, actúas en base a ellas porque desde tu punto de vista son reales.

No importa si una persona dice que no tienen sentido o quieren imponer sus ideas y creencias limitantes, mientras tengas tú la convicción, es suficiente.

Mantente fiel a las ganas de entrenar tu mente para lograr los grandes objetivos que tengas planeados y ponle atención a lo que por diversas razones no se identifique con tu manera de pensar.

3

ATRAES LO QUE ERES, NO LO QUE QUIERES

De todas las leyes universales, la Ley de Atracción tiene un sentido especial para mí, es porque la conozco y sé lo que es capaz de producir en mi vida.

Es una Ley que postula que atraemos y proyectamos a personas y situaciones a nuestra vida, que están en armonía con nuestros pensamientos y sentimientos.

Todo lo atraído a lo largo de nuestra vida lo hemos hecho por la manera en la que pensamos, al leer esto puede que me refutes:

¿Entonces yo atraje a mi ex, el infiel?

No es eso. Tú puedes tener unos valores sólidos

sobre la fidelidad y esperas tener una pareja que coincida contigo en esto, pero también puedes vivir con la preocupación de que la pareja te va a engañar y vives con un control, con desconfianza, incluso lo haces en silencio, sin decirlo a nadie, pero presente en tus pensamientos, creando esa energía, allí estás atrayéndolo…

Trabaja en tu mentalidad

Trabajar con tu mentalidad, significa que vas a ir conociendo lo que tienes dentro de la psique. En tus pensamientos y cabeza se lleva a cabo una lucha de dos fuerzas que pueden llamarse bien o mal, el deber y el placer. Es una lucha en donde interviene el consciente e inconsciente.

En el área consciente se reflejan las actividades que no te das cuenta que suceden y tienen una explicación clara.

El nivel consciente opera por medio de la lógica, da el sentido del deber: "tienes que hacer esto", "Tienes que hacer lo otro", "tienes que lograr tal cosa".

El inconsciente por su parte, determina el 90% de tu comportamiento. El inconsciente es algo que dominamos poco, pero puede decirse que tenemos que hacer un gran trabajo psicológico para poder dominar esos pensamientos y sensaciones hacia lo que queremos en realidad.

Por lo tanto, el nivel inconsciente se refiere a la emoción, es el que nos dice que vayamos a buscar el placer y el disfrute de la vida.

Hay muchos fenómenos psicológicos que tenemos que tener en cuenta, debemos conocerlos para que nos conozcamos mejor nosotros mismos, debemos conocer nuestra historia personal e ir reprogramando, reconfigurando la visión de nuestra vida.

Vigila y gestiona tus emociones

No puedes evitar sentir emociones. Ellas están allí porque tienen una función evolutiva, un sentido de supervivencia. Si nuestros antepasados no hubieran sentido miedo delante de una manada de leones, seguramente el humano estuviera extinto hace mucho.

La amígdala es la que tiene la responsabilidad de disparar las emociones, es como una respuesta automática en forma de agresión o huida que actúa ante una amenaza.

Por eso es difícil controlarla mediante la fuerza de voluntad, significa anular esta respuesta para la que te has programado genéticamente.

Es un tipo de respuesta emocional necesaria. Sin embargo en algunas personas no está regulada correctamente y puede suceder que:

- Se active en situaciones donde no hay amenazas, apareciendo la ansiedad.
- No tenga la capacidad para desactivarse con el paso del tiempo, llegando a la depresión, por algún motivo, el cerebro entra en modo supervivencia y se ancla allí.

Al estar en fase de lucha-huida, la amígdala toma el mando de tus actos, ahí es cuando empieza a complicarse tu vida porque ya no dominarás tus emociones.

Es por eso que te pido que actúes antes, acostúmbrate a detectar aquellas señales que te indican que vas en camino a no poder dominar tus emociones.

Esta es la única forma en la que podrás detener el proceso o retrasarlo, antes de que sea muy tarde. Cuando las emociones te dominan eres como una bestia acorralada, asustada y buscando huir a como dé lugar.

Ten en cuenta esto:

- Procura no pensar en lo que te preocupa.
- Relájate y respira hondo.
- Libera la tensión por otras vías.
- Presiónate para tener pensamientos positivos.
- Recuerda tus virtudes y éxitos.
- Distrae tu atención a un asunto concreto.
- Piensa en un futuro inmediato.
- Medita con frecuencia.
- Date permiso para preocuparte más tarde.
- Piensa en lo peor que podría pasarte.
- Escribe un diario con tus emociones.
- Toma un respiro y una bebida para recuperar el autocontrol.

Visualízate cumpliendo tu propósito

La visualización creativa consiste en usar tu propia imaginación para atraer lo que deseas a tu vida creando una realidad que no has vivido antes.

Ella pone a tu servicio tus propios pensamientos, opiniones e imaginación para poderte ofrecer buenos resultados. Aumenta su efectividad en todo lo que haces, diseña una imagen en detalle de lo que quieres para que eso pueda crearse y atrae a tu vida una serie de oportunidades, felicidad y prosperidad.

4

¿PARA QUÉ PUEDE USARSE LA LEY DE LA ATRACCIÓN?

La ley de atracción puedes aplicarla para una inmensa serie de beneficios en tu vida. Te los cuento:

Atraer salud

La ley de atracción tiene varios principios elementales para la vida y uno de ellos se centra en la salud.

Es un principio que puede ser de gran ayuda para todas las personas que se sienten perdidas o desanimadas sobre su propia salud, que sienten un vacío en su interior y que la vida es más de lo que están viendo a través de sus ojos.

Lo cierto es que la vida es más de lo que vemos, puede ser lo que queramos que sea.

El principio de la salud nos dice que el cuerpo tiende a la salud de manera natural. La salud es el estado natural del hombre y cada uno de nosotros contiene dentro de sí este principio.

Es por eso que cuando el hombre está en armonía y en equilibrio con el universo, todas las funciones voluntarias de su cuerpo se realizan perfectamente y tienen una excelente salud.

El secreto para tener una excelente salud es que se piense y actúe como si se estuviese totalmente sano. Sí una persona piensa de cierto modo y hace acciones necesarias para ello, se encontrará bien y con una salud de hierro.

¿Cómo ponerla en práctica?

Para que puedas familiarizarte con el principio de la salud tienes que poner en práctica los tres pasos fundamentales para ello, enfocándote solo en la salud:

Pedir:

- Pide al universo y aprópiate de la salud por medio de la fe.
- Piensa en que va a llegarte, sí o sí.

- Siente que llegará y confía ciegamente en que el universo te lo dará todo.

Creer:

- Conecta el pensamiento con la salud.
- Separa todas las relaciones mentales de enfermedad.
- Entra en relaciones mentales de salud.

Recibir:

- Ábrete a recibir salud, la mereces.
- Actúa como una persona totalmente sana.
- Imagina que caminas por la calle con el cuerpo recto, vigoroso, haciendo el trabajo diario con facilidad.
- Siente que eres enérgico, sin debilidades ni cansancios.

Atraer dinero

Nunca debes sentirte mal por amar el dinero, el dinero es espiritual, es la energía de la abundancia y puedes manifestar la cantidad de dinero que quieras en tu vida, eso sí, no lo hagas con codicia, sino con amor, pues entre más dinero tengas, más contribuirás a la riqueza de tu país y del mundo entero.

Sin dinero no hay prosperidad, no hay riqueza ni abundancia. Entonces a partir de ahora el dinero tiene que ser amigo tuyo.

Afirma: dinero, eres mi amigo, dilo una y otra vez hasta que te sientas cómodo con esta verdad y que transformes tu vida.

Es conveniente que tengas contacto material, así que debes tenerlo cerca, verlo, tocarlo y acariciarlo, vas a quererlo, vas a disfrutar su compañía.

Bendice el dinero que llega a tus manos porque es una forma de multiplicarlo, da gracias y dale bendiciones al universo, porque materializó ese dinero para ti.

Vigila los pensamientos cuando manejes dinero, ya que ellos están conectados con la fuente proveedora de todo el dinero y de toda la riqueza.

El dinero es visible y se conecta directamente a la fuente invisible, que es ilimitada pero que responde acorde a tus pensamientos.

Tienes en tu poder las llaves para abrir las puertas a toda la riqueza o a la falta de ella, tú verás cómo abrir esa puerta, dependerá de lo que imagines.

Para conectarnos con nuestro lado más espiritual

Estos son los pasos para que conectes con tu lado más espiritual:

Abre un espacio para la espiritualidad

Para que te puedas conectar con ella tienes que dedicarle tiempo. Una práctica insertada en la vida diaria da una cierta garantía de continuidad.

Confía en tu intuición

Es importante que lo hagas cuando decidas el camino que tomarás para ir a mejor.

La espiritualidad no es algo que tenga que ver con la razón, tenlo en cuenta, es algo que tienes dentro y que es una fuerza que debes dejar que te ayude a escoger el camino.

Anímate a probar nuevas tendencias

Se han popularizado recientemente propuestas que no se anclan a lo religioso y están más cercanas al hecho científico, como el mindfulness. Una excelente opción para alejarte de todo dogma y doctrina pero para conectar con lo espiritual.

Búscala en tu cuerpo

La manera más conocida es el yoga, que con posturas y respiración consigue que se pueda entrar en estados de consciencia que permiten una desconexión con lo espiritual.

Actividad artística

Poder dibujar o pintar son excelentes opciones. Puedes hacer mandalas, o cualquier otro tipo de pintura que ayude a conectar con tu esencia. El arte libera todo tu interior y trasciendes para conectar con algo más allá de tu ego.

Para atraer amor

Es una energía que está en la propia esencia de Dios y por la cual se ha creado cuanto existe en este universo.

Es la energía de Dios, esa que cuanto más se da más se tiene, se reproduce al instante luego de darse, hace bien, llena de alegría a quien la tiene y a quien la entrega.

Es una energía radiante que envuelve, se proyecta, se escapa, se filtra, es incontenible y consume sin destruir, construye, crea, crece. La energía de Dios es amor.

La frecuencia del amor es la más alta, es necesario que te vacíes de todo pensamiento o sentimiento negativo que albergues en tu interior.

Los iguales se atraen, dice la Ley de Atracción, esto quiere decir que si quieres atraer el amor ideal, tienes que vibrar con esa frecuencia.

Para poder vibrar en la misma sintonía del amor tienes que vaciarte de todos los sentimientos contrarios a él.

Debes sacar cualquier rencor que tengas, resentimientos, y emociones de bajas vibras y sustituirlo por el perdón para ti y para los demás, ese es el primer paso para librarte del pasado, de lo que no permite que vibres en la misma frecuencia del amor.

Retira los pensamientos negativos sobre ti mismo, lo que dices no merecer o lo que te da miedo.

Hay que eliminar la vergüenza, los mensajes tóxicos.

Algo que es muy importante y que tienes que mejorar para atraer mejores cosas y para que te sientas mejor contigo mismo: la autoestima, ese valor que tienes de ti mismo y que es fundamental, ya que no puedes buscar el amor ideal, si verdaderamente no te tienes en alta estima.

Tienes que ponerle valor a tus cualidades y aceptarte tal cual eres, pensando en que mereces tener lo mejor.

Debes fortalecer tu propia autoestima y el carácter para ser capaz de hacer lo que quieras y evitar manipulaciones.

Te mereces lo mejor de este mundo, el amor verdadero, la pareja ideal.

Cuando te ves con ojos humanos, ves las cosas imperfectas, lo que consideras negativo, pero si miras con los ojos del alma, verás la perfección de Dios en ti.

Afirma:

- Merezco lo bueno y maravilloso que tiene la vida para mí, acepto los regalos celestiales con humildad y estoy abierto a recibir lo mejor cada día.
- Me amo y soy feliz con lo que me brinda el universo, llevo una vida plena, me amo y amo la vida.
- Cada día lo comienzo en positivo, decido conscientemente empezarlo así, genero vibraciones positivas que traen lo mejor

para mí.
- Doy gracias por todo lo que tengo, desde lo más pequeño hasta las grandes cosas y todo lo que va a venir para mi vida.
- Tengo buen humor, cada mañana me miro al espejo, sonrío, hablo y valoro lo que se ve en el reflejo.
- Siento el perfume de las flores, el canto de las aves, amo la naturaleza, celebro la vida, la creación y el amor.
- Dedico tiempo a entrar en mi interior para mirarme e imaginar la persona ideal para mí.
- Experimento con alegría y emito las vibraciones de amor mientras atraigo lo mejor para mi vida.
- Defino mi tipo de amor, veo lo que no quiero volver a vivir y me enfoco en lo que viene nuevo.
- Me perdono, no juzgo, me doy oportunidades sin importar si tropiezo.
- Empiezo de nuevo y disfruto lo que la vida tiene para mí.
- Todo lo que he vivido, bueno o malo, tiene un sentido y me deja un aprendizaje.
- Capitalizo en positivo.
- Cada día afirmo en positivo y atraigo el

amor con fe, convicción, gratitud, alegría y conciencia de que lo merezco.
- Tengo certeza y convicción, me vacío de lo malo para recibir lo nuevo.

Dichas todas estas afirmaciones tan hermosas, te has desprendido del pasado y te abres para lo nuevo, para el futuro, para lo que quieres en tu vida y para ser feliz.

Debes aprender a construir la imagen de que estás listo para la pareja ideal, para el amor perfecto, para el complemento ideal.

Atraer beneficios a diario

El pensar en positivo siempre va a traerte beneficios positivos y te llenará de felicidad y paz.

La manera para tener todos los días eventos positivos es que siempre te mantengas en la misma vibración.

Estamos juntos en un sendero, te seguiré dando estrategias para que mejores tu Ley de Atracción y llegue la plenitud total a ti.

5

PASOS PARA APLICAR LA LEY DE LA ATRACCIÓN

**ejar de pedir lo que no quieres (Brinda tu atención a lo que realmente quieres)**

El primer paso es que entrenes tu mente para que elijas los pensamientos que deseas cultivar a diario.

Esta es la forma para que seas tú quien decida qué pensar, así, cuando haya un pensamiento negativo o uno que te deprima, simplemente lo borras. Recuerda que las emociones que experimentas son el resultado de imágenes mentales y pensamientos que estás generando, así que debes usarlos para que tu enfoque mental vaya en la dirección que le corresponde.

Cada que experimentes emociones que no te gustan,

como rencor o ira, envidia, desilusión, pregúntate: ¿dónde está mi atención en este momento?

De esta manera vas a descubrir que está centrada en algo que no quieres que suceda o en la falta de algo que deseas. Cambia ese enfoque de inmediato, comienza con lo que realmente quieres.

Imagina que lo consigues y observa la manera en la que cambia tu estado emocional.

Cambia tu forma de pensar y sentir

A lo mejor te preguntas: ¿Cómo cambio mi pensamiento? La respuesta es simple:

Solo tienes que identificar los pensamientos que generan dolor y los sustituyes por pensamientos que generen alegría y paz.

No hay secretos ni magia, es hacerlo y ya está. Tienes que trabajar con perseverancia porque nada sucede sin que tomes acciones.

Nuestra mente es un músculo, necesita entrenarse, cuando se ha entrenado por muchos años para pensar de manera negativa se tiene que desaprender y empezar de nuevo un entrenamiento para reprogramarla.

Por el cerebro pasan más de sesenta mil pensamientos al día, de los cuales más del 80% son negativos, claro, en personas que no han trabajado el flujo de los pensamientos.

Tienes que estar atento a las emociones para empezar a reducir ese alarmante porcentaje y aumentar lo positivo.

La intención es que si quieres transformar tus experiencias o alguna parte de tu vida, tienes que intentarlo y lograrlo, esto es algo que funciona realmente.

Cree en ti

Tener confianza en sí mismo es vital, piensa en las cosas que has dejado de hacer por no confiar en que eres capaz, por lo menos de intentarlo.

Seguramente has perdido muchas oportunidades, has dejado de recorrer muchos caminos, porque tienes dudas, miedos, complejos, y eso te hace sufrir en vez de disfrutar.

Debes creer en ti mismo. Los demás pueden valorarte, pero si no lo haces tú, estás mal. No sirve de nada que te digan cuánto vales si no te lo crees primero, para ello tienes que reflexionar sobre ti y descubrirte.

Seguro tienes un tesoro dentro.

Sé consciente de que la confianza en uno mismo se aprende. Si no eres consciente de esto, no lo vas a conseguir, es como aprender un idioma, ¿estudiarías mandarín si no tienes la confianza de que puedes aprenderlo?

Cuando empiezas a aprender algo es porque confías en que puedes hacerlo, si no tienes confianza no vas a lograr nada, si crees en ti a lo mejor tampoco, pero no pierdes la oportunidad por no intentarlo.

Todos tenemos una voz interior que nos recuerda con inquina las limitaciones, los miedos y todas esas críticas que tenemos desde la infancia y adolescencia.

Tienes que enfrentar a ese autocrítico interior y controlar lo que dice.

Es la mejor manera para que puedas descubrir tu verdadero potencial, es uno de los motivos por el que muchas personas no creen en sí mismas, no han podido explorar sus inquietudes y desarrollar sus pasiones o lo han hecho sin contar con aprobaciones de otros.

Deshazte de esas limitaciones y explora tus talentos, descubre tu verdadero poder.

Cuando creas una visión poderosa de ti mismo, confías en ti y en las capacidades que tienes, es la confianza verdadera para poder tener una visión propia y positiva que te empodere.

Siéntate, serénate, cierra los ojos y siente ese poder interior, el fuego que te llena de energía y te permite alcanzar las metas.

Activa el poder de la acción

La energía que manejas en tu mente es increíble. Es importante que entiendas que el poder radica en tu mente y que es el medio más poderoso para utilizar y lograr de manera exitosa las metas y objetivos.

Los pensamientos generan un impacto en las decisiones que tomas con respecto a lo que quieres lograr o conseguir.

Si piensas que no vas a poder hacer algo o que no vales lo suficiente o que lo que deseas no es posible de alcanzar, entonces no lo vas a lograr.

Si visualizas lo que quieres conseguir, estás usando un recurso clave para impulsarte y lograr con éxito eso que deseas tener. Claro, primero es clave que conozcas el equilibrio necesario en estos factores elementales:

- Lo que pienso.
- Lo que digo.
- Lo que hago.

Para poder lograr lo que te propones es importante que la mente y los pensamientos estén en línea con los deseos, las acciones y la palabra.

Es así que conseguirás de manera significativa y exitosa la coherencia interna que los objetivos requieren para disfrutar de una vida exitosa, equilibrada y feliz.

Manifiesta el amor

El amor se te puede presentar de muchas formas, estas son algunas:

Amor autopersonal

El amor propio o la autoestima, esto es positivo para el desarrollo personal y para las buenas relaciones interpersonales. Se basa en aceptar las virtudes y defectos propios.

Amor incondicional

Es el que se da sin esperar nada a cambio, es espiritual, predicado en muchas religiones.

Amor filial

Esta es una manifestación que se da entre hijos y padres, entre dependientes y ancestros.

Amor fraternal

Es el afecto entre hermanos, aunque se puede entender que está entre otros parientes, menos los padres y descendientes.

Nace de un sentimiento profundo de gratitud y reconocimiento a la familia, se manifiesta por emociones que apuntan a la convivencia, la colaboración y la identificación de cada sujeto entre una estructura de parentesco.

Amistad

Es un amor muy cercano al amor fraternal. Nace de la necesidad de los seres humanos por socializar.

Amor romántico

Nace de la expectativa de que un ser humano lo colme a uno de satisfacción y felicidad existencial.

Amor confluente

Es el amor entre personas capaces de establecer relaciones de pareja, definido a mediados del siglo XX, aparece por oposición al amor romántico.

Amor sexual

Incluye al amor romántico y el amor confluente, el deseo sexual es una manifestación de amor únicamente si nace de la autoestima.

6

CONSEJOS PRÁCTICOS PARA APROVECHAR AL MÁXIMO LA LEY DE LA ATRACCIÓN

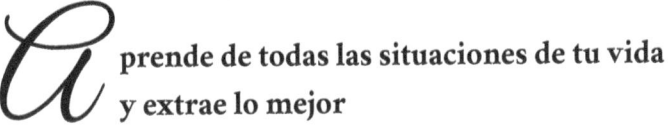

prende de todas las situaciones de tu vida y extrae lo mejor

Muchas veces tomamos nuestra vida demasiado en serio. Tenemos unas cadenas que nos atan a cosas que no son tan importantes como las vemos en un principio.

Por ejemplo: una persona tiene un roce en el trabajo con un compañero y eso le arruina el resto del día o llega a desayunar en la panadería y la persona que está delante se ha llevado el último pastel de carne que quería comerse.

Todo esto y más, desata un mal humor que se prolonga hasta la noche y arruina todo el día, porque de seguro en ese día donde hay mal humor, pelea con la pareja, con algún amigo, con compañeros de trabajo y consigo mismo. Lo peor: generó malas energías.

Recuerda que las cosas son como son, solo tenemos control sobre nuestras reacciones, no podemos dejar que las otras personas controlen lo que sentimos.

Debemos tomar las riendas de nuestra vida y decidir conscientemente cómo reaccionar, después de todo recuerda que cómo te traten los demás es su problema, pero cómo reacciones es el tuyo.

Ten en cuenta esto:

No te tomes como personal todas las cosas

No se trata de una afrenta personal. El universo no tiene un plan macabro para afectar tu entorno. Cuando llueve no sucede para que te amargues, el compañero de trabajo no planea amargarte la vida, a lo mejor es así con todo el mundo.

Cuando entiendas que no se trata de ti, verás que todo es más fácil porque puedes asumir una distancia emocional de la situación y controlar mejor tus reacciones.

Piensa en el tamaño del universo

Solemos creer que somos el centro del mundo, pero cuando analizamos con perspectiva nos damos cuenta de que somos simplemente una mota en la escala espacio-tiempo.

No pretendo menospreciarte, jamás haría eso. Solo quiero que comprendas la perspectiva total. Cuando sientas que tus problemas y obstáculos no se solucionan porque son inmensos, considera que hay caminos infinitos para solucionarlos. Siempre hay una solución.

Sal de ese ciclo de negatividad

Cuando estamos tan atrapados en nuestra propia negatividad, cuando pensamos que tenemos un mal día o que tenemos que lidiar con alguien que es insufrible, a veces solo necesitamos de un estímulo pequeño para volver a la realidad.

La próxima vez que sientas angustia, agobio o estrés, simplemente coloca una canción que te guste y cántala a todo pulmón. Si la bailas será mucho mejor, así rompes con ese ciclo por arte de magia y cambias esa negatividad por una positividad.

Obtendrás eso en lo que te centras

Todos hemos pasado por situaciones donde nos enfadamos y perdemos el control.

Entre más te centres, más crecerá, por tanto tienes que focalizarte en lo positivo, para que no veas los defectos y las preocupaciones que no llevan a ningún lugar.

Cambia ese prisma y ve todo con mejores ojos. Es por tu bien.

Respira profundamente

No hay que engañarse, hay situaciones que hacen perder los estribos, incluso a un monje budista se le puede sacar de sus casillas.

En estos casos tienes que respirar, cuando te enfadas, te irritas o estresas. Hay una serie de cambios que suceden, solo tienes que respirar y aceptar la situación y actuar en consecuencia en posibles soluciones, antes que irritarte por lo que no pueda ser.

Responde de manera diferente

En el día a día es posible conseguirse a personas amargadas en el camino, son personas que solo necesitan un poco de amor. Es por eso que aunque la primera reacción sea ponerse en su misma onda y decirle sus cosas porque a lo mejor nos ofendió, lo mejor es cambiar esa actitud y responderles con una sonrisa.

Muchas veces responder de la manera inesperada cambia totalmente la situación y la persona cambia la actitud.

Enfrenta al mundo con sentido del humor

La risa es el mejor antídoto contra todas las emociones negativas, es más, solo se puede decir que se han superado los miedos cuando miramos atrás y nos reímos de ese temor tan grande que sentimos en algún momento.

Recuerda que la mente tiende a exagerar los problemas y a menudo es un tanto catastrófica.

Acepta que ves el mundo como eres y no como es

Tu percepción está mediatizada. No puedes aspirar a objetivos al 100% porque las experiencias del pasado están conferidas a las situaciones que viviste.

Es más, la mayoría de las veces no reaccionamos ante las situaciones en sí mismas, sino ante la frustración y la decepción que sentimos porque las expectativas no se vieron cumplidas. Tienes que ser consciente de que no percibes el mundo como es en realidad sino como quieres que sea.

Tu equilibrio emocional no es negociable

Cada pequeña discusión e incluso esos enfados repentinos que se pasan en seco, alteran tu salud y corazón, así que mucho cuidado con eso.

Un ritmo cardiaco agitado puede ser detonante de un infarto. Te pido que por favor adoptes este mantra "mi equilibrio emocional no es negociable". No pienses en ganancias y pérdidas, de derrotar o ser derrotado, lo más importante es que vivas tu paz interior al máximo, esto conlleva a que te preguntes las peleas que vale la pena luchar.

Permítete errar

No siempre vas a ser sonriente y tranquilo. El exceso de autocontrol puede llegar a causar desgaste. Mi consejo entonces es que no te conviertas en tu peor juez y date permiso para equivocarte de vez en cuando.

Si fallaste no te recrimines por eso, en vez de

hacerlo, busca las causas y no olvides que el objetivo es buscar ser más feliz.

No seas un vigilante intenso de lo que te sucede. Disfruta de la belleza del mundo y controla tus reacciones. Sé feliz.

Dedica energía a visualizar y manifestar

Estos son los pasos básicos para que visualices tus deseos:

Decide tu objetivo

Decide eso que desearías tener, lo que quisieras trabajar o crear. Te puedes situar en un objetivo de cualquier área, por ejemplo, un empleo, una relación, una casa, cambiar la manera en la que actúas, tener prosperidad, un aumento de sueldo, ser feliz, tener más salud.

Lo que quieras.

Primero elige los objetivos que sean más fáciles para ti y que consideres que son la realización posible para tu futuro inmediato. De este modo no vas a tener demasiadas resistencias negativas y vas a poder potenciar la sensación de éxito en el proceso de aprendizaje y en la visualización creativa.

Cuando tengas más experiencia puedes ir planteándote objetivos que sean más difíciles y problemáticos.

Crea una imagen o idea clara

Ten una idea o imagen mental del objetivo o situación tal como lo deseas. Piensa en ello en presente como si ya estuviera hecho.

Imagina la situación como la deseas e incluye todos los detalles posibles.

Concéntrate a menudo en eso

Con frecuencia puedes evocar una idea o imagen mental, tanto en los momentos de tranquilidad como en los que surjan las ideas a lo largo del día. Así será parte integrante de tu vida, se te hará más real y la podrás proyectar de una manera más fructífera.

Concéntrate con claridad pero a la vez con serenidad

Es importante que no te sientas metido en un forcejeo muy violento para lograr lo que quieres. No dediques mucha energía a eso, porque en vez de ayudarte solo te perjudicará.

Transmite energía positiva

Cuando te concentres en tu objetivo piénsalo amistosamente y con positividad.

Con afirmaciones positivas de que ya lo tienes, lo conseguirás o que existe. Mírate a ti mismo en el momento en el que lo logras.

Mantente y repite todos los pasos para que consigas tu objetivo o para que sientas que no lo deseas.

Si no lo deseas, asegúrate de que es así, muchas veces pasa que cambias de objetivo porque hay un flujo de cambio constante y simplemente toca aceptarlo.

Independientemente, te tienes que plantear un nuevo objetivo, algo que desees en verdad en ese momento.

Fortalece tu mentalidad positiva

Fortalecer la mentalidad positiva es sencillo, solo tienes que seguir estos pasos:

Identifica tres cosas por las que deberías dar las gracias

Contar las cosas positivas tiene un buen impacto para tu salud psicológica, es muy positivo hacerlo y dejar de lado las cosas negativas o las que no tienen razón de ser en tu mente en ese momento.

Hay muchos estudios que demuestran que la gratitud incrementa la felicidad y reduce los cuadros de depresión. Puede ser que contemples un hermoso día, una comida deliciosa, una buena relación con tu familia, lo que sea que se quiera agradecer.

Hay estudios que demuestran que se puede cambiar el cerebro físicamente si se hace un hábito de agradecimiento, la idea puede ser llevar un diario, hazlo por las noches o en las mañanas, verás que tus pensamientos cambian totalmente.

Atención plena o mindfulness

Es difícil mantenerse fuerte cuando hay preocupaciones atenazándote. Si piensas que te van a pasar cosas malas, pues entonces así va a ser. La idea es que te concentres solo en una cosa y no dejes que lo malo te agobie.

El practicar la atención plena tiene una gran cantidad de beneficios tanto físicos como psicológicos entre los que se encuentran la reducción del estrés y el dialogo interno calmado y más comprensivo.

Aparta un poco de tu tiempo para que te concentres en lo que sucede a tu alrededor, observa con todos los sentidos lo que te circunda sin pensar en otra cosa más que lo que ves en ese momento. Presta total atención a cómo te sientes y si lo haces con regularidad aumentará la capacidad de enfoque y serás capaz de disfrutar los momentos.

Rodéate de personas positivas

Las personas positivas ayudan a cambiar la manera en la que ves la vida y te hacen creer en ti mismo, cuando te rodeas de ellos comienzas a abrazar tus mejores cualidades.

Ellos hacen tu vida feliz, cuando pasas tiempo con ellos, te sientes más alegre y llegan cosas buenas a tu vida y te alejas de eso que no vale la pena.

Las decisiones las podrás tomar mejor porque las personas positivas guían tu camino cuando estás en un dilema, ayudan a que tomes mejores decisiones y creas una vida llena de esperanza.

Esto ayuda a que ignores la negatividad, las personas que son positivas desechan cualquier situación negativa, te animan a mirar los aspectos positivos de tu vida y evitas todas las cosas malas que pueden rodearte.

Te motivas a seguir tus sueños, las personas que son positivas cuando te rodeas de ellas estás en camino a alcanzar esas grandes metas que tienes.

Siempre puedes tener buenos recuerdos, porque estas personas lo generan y así vives con más emoción cada experiencia. Aprendes a evadir lo negativo que puede alejarte de la felicidad.

Te alientan a alcanzar tus sueños y objetivos, las personas positivas inspiran a la hora de ir por la meta, siempre te apoyan y ayudan a que logres los objetivos.

Practica la gratitud

Sea cual sea la manera o la apariencia de las situaciones que estés pasando, considera que son maestras que llegaron llenas de amor a enseñarte algo por tu bien.

Son maestras guías que ayudarán a que identifiques las creencias limitantes que se basan en el miedo, las ves y así puedes librarte de ellas.

Gracias a estas enseñanzas aprenderás a confiar más y apoyarte en la fiabilidad y el amor supremo.

Cuanto más aprendas más puertas vas a abrir para la armonía y la abundancia.

Aunque tengas una lista de necesidades y deseos te tienes que preguntar de qué dispones y dar gracias por eso. Busca los elementos de tu vida que merezcan ser agradecidos, algunos puede que te parezcan insignificantes, pero no lo son. Agradece.

Pronto darás las gracias de manera automática y te sentirás lleno de dicha y optimismo. Puedes hacer una lista de los agradecimientos y ver cómo va creciendo.

La gratitud es una de las más altas vibraciones que se pueden emitir, ponte en positivo y siente la gratitud, expresa y escribe a Dios el agradecimiento por tan bellos regalos que recibes cada día.

Repite afirmaciones potenciadoras a diario

Las afirmaciones son una herramienta poderosa que si la sabes utilizar y lo haces con disciplina puedes desarrollar y atraer lo mejor a tu vida.

Puedes hacer afirmaciones pequeñas, oraciones positivas que te ayuden a reemplazar los pensamientos negativos que tienes constantemente en tu mente y que se dan sin que te percates.

Cuando das pequeñas afirmaciones estas se mantienen en tu mente y poco a poco se graban en tu subconsciente y harás lo que consideres correcto.

De esta manera puedes visualizar qué es lo que deseas, y pronto se va a materializar. En un tiempo podrás hacer cambios positivos en todos los aspectos de tu vida e irás a manifestar tus objetivos y deseos.

HERRAMIENTAS PARA APLICAR LA LEY DE LA ATRACCIÓN

Visión Board

Este es en esencia un tablero formado por una colección de imágenes y frases que tienen un gran sentido y significado para ti.

Está diseñado para que evoque el tipo de persona que quieres ser, es un collage en papel o una versión digital de ese tú pero en el futuro.

Es una idea potente, cuando imaginas tus metas logradas y las ves como objetivos cumplidos, haces que el subconsciente se mantenga activo para hacerlo realidad.

Es ideal que implementes proyectos en cada ciclo que comiences.

Es una especie de storytelling visual, que cuenta una historia con ingredientes emocionales y racionales que le darán sentido a eso que aspiras.

Es una historia con elementos que detonan ideas sobre el perfil que quieres ser.

¿Quieres aprender algo nuevo? ¿Empezarás a estudiar? ¿Cómo te ves en 5 años?

Con este tablero creas un proyecto personal de manera atractiva y a la vista, así siempre que lo veas te recuerdas lo que tienes en proceso para el futuro.

No es que metas un montón de imágenes sin sentido, debe tener un hilo conductor y factores emocionales que sean guías en el camino a la meta.

Lo puedes hacer de dos formas:

- El muro clásico en madera o corcho, cartón o como sea, incluso en la pared.
- Un tablero digital.

Mapa de ruta

El mapa de ruta es un plan de acción que vas a seguir y muestra una secuencia en detalle de los pasos, como un cronograma de tareas por lograr.

Un ejemplo, cuando un emprendedor decide montar un negocio, puede hacer un mapa de ruta.

Este es un mapa de actuación para lograr un proyecto, es una hoja importante para lograr llegar al primer lugar, pero antes de hacerlo tienes que saber a dónde te diriges.

Un diario

Hay muchas técnicas para conseguir que la ley de atracción se manifieste en nuestro favor. Una de las mejores y la que más me gusta es la palabra escrita.

Puedes llevar un diario detallado sobre lo que quieres para tu vida anhelada, que sea literalmente vivida mientras escribes en ella.

Yo tengo un diario de mi vida deseada, todos los días escribo, allí coloco una vida donde tengo todo lo que deseo y el universo en consecuencia no duda en seguir estas indicaciones que le doy.

Toma en cuenta estos consejos antes de escribir:

Sé detallista y concreto

Si quieres tener la casa perfecta, puedes escribir algo así:

Cada mañana le doy gracias al Supremo por despertar en

esta hermosa casa con estos ventanales de piso a techo desde donde puedo ver el mar llegar a la orilla con sus olas suaves y contemplo cómo el mar se une con el cielo en el horizonte.

Salgo al ventanal de mi terraza y bebo un café y desde aquí contemplo mi casa, al fondo veo mi habitación y la cama grande con las sábanas azules. Los pájaros trinan en el cielo. Ahora como unas tostadas con margarina y mermelada, el pan cruje en mi boca y la mermelada me endulza la vida. Este es un día maravilloso.

El diario es una bendición no una obligación

No escribas obligado, hazlo porque deseas hacerlo, no pienses que por escribir más, entonces atraerás más sueños. Tienes que escribir desde el corazón.

Apoya los escritos en acciones

Si quieres una casa la puedes visitar, visita con un agente inmobiliario sus instalaciones, contempla las vistas, imagina cómo será vivir allí, así será más fácil disfrutar todo y decir "esta es mi casa".

CONCLUSIÓN

Si llegaste hasta aquí te lo agradezco muchísimo y ya de por sí formas parte de mi amor.

No olvides que la ley de atracción es tener la capacidad de atraer a nuestra vida aquello que enfocamos. Se piensa que independientemente de la edad, nacionalidad o creencias, todos somos susceptibles a las leyes que rigen el universo, incluida la Ley de Atracción.

Cada uno de tus pensamientos se convierte en cosas con el tiempo. No enfoques lo negativo porque eso es lo que atraerás. Piensa en positivo y busca las metas que quieres alcanzar, así lograrás una acción masiva.

El universo es un lugar maravilloso, la Ley de Atracción dicta que todo lo que se pueda imaginar y mantener en el ojo de la mente se podrá lograr si se toman las medidas para que estén.

Dicho esto, pon esa Ley de Atracción a trabajar para ti, si logras que sea en positivo entonces tienes algo que celebrar. Cuando logras comprenderlo entonces ya no es un secreto. Has aprendido cómo aplicarlo y el resto de tu vida será de manera efectiva vas a disfrutar de las bendiciones y la paz que llegará a tu vida.

Que todo lo supremo y maravilloso te bendiga.

AUTOCONFIANZA Y ANSIEDAD SOCIAL

DESCUBRE CÓMO SUPERAR LA TIMIDEZ Y LA ANSIEDAD A TRAVÉS DEL AMOR PROPIO Y LA COMPASIÓN

INTRODUCCIÓN

Querido lector, ¿alguna vez te has sentido menos que otros?; ¿has sentido que no tienes las capacidades suficientes?; ¿alguna vez has experimentado no sentir que tienes confianza en ti mismo?, todos esos sentimientos los vive una persona que no tiene una autoestima y una autoconfianza sanas… si te has sentido así no te preocupes, estás en el lugar correcto.

Desde mi punto de vista la vida se trata de aprender, evolucionar y trascender hacia la mejor versión posible de ti mismo… por eso estoy aquí: soy tu guía en este viaje de crecimiento personal, y tengo como propósito esencial enseñarte todo lo necesario para que puedas cumplir con esos principios de vida: aprender, evolucionar y trascender.

En este sentido, te explicaré todo sobre los aspectos básicos de la autoconfianza, paseando por su significado, su importancia y sus beneficios; adicionalmente, hablaremos sobre las creencias limitantes que tienes en tu mente, y sobre lo que debes hacer para lograr erradicarlas y sustituirlas por creencias positivas que te impulsen a ser una mejor persona, a crecer integralmente, y a convertirte en tu mejor versión.

Ahora bien, con la finalidad de poder avanzar en este amplio espectro de la autoconfianza, abordaremos el tema de los miedos, de qué son, de cómo vencerlos, y de las estrategias que debes llevar a cabo para lograr erradicar de tu vida a aquellos que son irracionales o que representan para ti un retraso, o una forma incoherente de ver la vida... todo como consecuencia de que no tienes una autoconfianza sana.

Adicionalmente, escucharás una sección especial que te ayudará a incrementar la autoconfianza de forma progresiva, a través de pequeños pasos de bebés a los que denominamos 'consejos'... encontrarás 7 de ellos que fueron diseñados para ser llevados a cabo poco a poco, pero de forma constante, haciendo uso de los valores de: la perseverancia, la motivación, la disciplina y la pasión.

De igual manera, espero que en la totalidad de este audiolibro estés súper atento, debido a que recibirás herramientas que te ayudarán a: reafirmar tu autoestima, desde el reconocimiento de la importancia de tus deseos, opiniones y de ti mismo; entrenar tu autoconfianza; cultivar una autoconfianza de hierro; transformar tu realidad desde tu ser interior; ser una persona asertiva, y a reafirmar cada día tu autoconfianza.

Puedes notar que es una gran cantidad de información importante, explicada de una forma sencilla y amigable, con el propósito de ayudarte a cambiar tu forma de ser, de transformar tu mentalidad, de convertirte en una mejor versión de ti mismo… de enseñarte todo lo que debes conocer para evolucionar y transformarte en una persona con una autoestima sana y una autoconfianza de hierro.

¡Sigue atento para que puedas sacarle el jugo a esta información!

Quiero ser tu guía durante este viaje, quiero ayudarte a transitar este camino, quiero explicarte como cambiar tu forma de ser para mejorar y convertirte en tu mejor versión… ¡espero que disfrutes este contenido, fue hecho con mucho amor para ti y tu crecimiento integral!

1

ASPECTOS BÁSICOS DE LA AUTOCONFIANZA

Querido lector, en este momento quiero iniciar un viaje contigo… un viaje en el que te pasearé por los más hermosos paisajes, en el que te mostraré los entornos más relajantes, en el que te llevaré a los destinos más reconfortantes… un viaje por la vida, un viaje por tu ser, un viaje para ayudarte a ser la mejor versión posible de ti mismo.

Como todo viaje, necesita un plan, una ruta, unos aspectos que debes conocer antes de comenzarlo, eso es lo primero que haremos: yo seré tu guía y te ayudaré a conocer los aspectos básicos que necesitas para estar preparado para nuestro viaje, con la finalidad de que lo disfrutes al máximo y de que aprendas lo que te hace falta para tener una autoestima y una autoconfianza sana, y así lograr ser feliz y exitoso.

¿Qué es la autoconfianza?

Cuando menciono el término 'confianza', ¿en qué piensas?, ¿qué viene a tu mente?, ¿quizás la confianza que le tienes a tu pareja?, o tal vez ¿a un ser superior?, quizás ¿a tu familia? La confianza es una creencia, normalmente orientada a que una persona actuará de una forma "correcta" o de una manera determinada, o a que un suceso se desarrolle de la manera esperada, o a que una cosa va a funcionar como se ha previsto; por ende, la confianza es la creencia fiel en que una persona, un evento, o una cosa, va a actuar, a desarrollarse o a funcionar de una manera determinada y prevista.

Sin embargo, muchas veces cuando mencionamos el término 'confianza', no se nos viene a la mente la confianza que sentimos por nosotros mismos, debido a que este es un aspecto que falla en muchas personas: no tienen una autoconfianza sana.

Ahora bien, la autoconfianza es la creencia fiel que tienes en ti mismo, en que podrás cumplir todo lo que te propongas... es la confianza expresada en su máximo esplendor, orientada hacia ti mismo.

Cuando te miras al espejo y ves a una persona valiente, empoderada, luchadora, inteligente, amable, honesta, que puede cumplir lo que sea que se proponga… cuando ves tu reflejo de esa manera y actúas en consecuencia, puedes afirmar que tienes una autoconfianza sana.

Importancia de la autoconfianza

Es importante aclarar que la autoconfianza no es que se tiene o no se tiene, no es que está o no presente en tu organismo… la autoconfianza siempre está dentro de cada uno de nosotros, la diferencia está en que algunas personas tienen una autoconfianza sana, mientras que otras no… es igual a la autoestima, algunos tienen una autoestima sana, mientras que otros no.

Aclarado ese punto es menester destacar la importancia de una autoconfianza sana, y esta es que, una autoconfianza sana te permite afrontar los retos de la vida, los obstáculos de la cotidianidad, los desafíos que se te presentan continuamente; la autoconfianza te permite observarte a ti mismo como un vencedor y a actuar en consecuencia: tener metas y luchar para cumplirlas, teniendo en mente una actitud de ganador, teniendo plena confianza en ti, en tus capacidades, en tus habilidades y talentos.

En algunas oportunidades los desafíos se levantan ante nosotros con la fuerza y el ímpetu de una muralla, la cual se interpone entre nosotros y nuestras metas, nuestro éxito, e incluso nuestra felicidad; la importancia de la autoconfianza radica en podernos observar a nosotros mismos como unos ganadores ante los desafíos, de considerarnos con el poder suficiente para destruir la muralla, de observarnos como aquellos gladiadores de la Antigua Roma, pero esta vez nuestra lucha no es contra otras personas, sino contra la muralla de obstáculos que se erige como unos monstruos sobre nuestra cabeza.

Es la autoconfianza la que nos permite creer fielmente en nosotros pase lo que pase, creer en nuestro poder, en nuestra magia, creer en nuestras pasiones, en nuestras habilidades y fortalezas... observar en nuestro reflejo a unos ganadores.

Beneficios de la autoconfianza

El primer beneficio que vamos a mencionar es el que a mi consideración resulta el más importante: la autoconfianza nos provee de las herramientas necesarias para ser unos vencedores ante los obstáculos, esto quiere decir que en la vida siempre se van a presentar problemas, siempre existirán obstáculos, siempre habrán dificultades, y esto no quiere decir que seamos unos perdedores, que no sepamos lo que estamos haciendo, o que no sirvamos para nada, lo que realmente significa es que de eso se trata la vida: siempre existirán desafíos; sin embargo, la única forma en la que vamos a poder entender esa realidad es teniendo una autoconfianza sana, de lo contrario vamos a creer que la vida está en nuestra contra, que nos están jugando una mala pasada, o que simplemente somos víctimas de las situaciones

¡Cambia ese chip! En la vida puede suceder lo que sea, pero lo realmente importante es la actitud que tengamos ante esas situaciones… la autoconfianza nos permite observarnos a nosotros mismos como unos ganadores, como unos especialistas en vencer obstáculos; adicionalmente, la autoconfianza nos permite confiar en nosotros mismos, en nuestras habilidades y talentos, sin importar lo que suceda.

De esta forma puedes entender que los principales beneficios de la autoconfianza radican en dos aspectos: el reflejo que observas de ti mismo, un reflejo de una persona ganadora sin importar las circunstancias, y la confianza que tienes en ti, en tu poder, tus habilidades.

2

LAS CREENCIAS LIMITANTES. ¿CÓMO VENCERLAS?

La autoconfianza es una creencia, sin embargo, no es lo único que cree el ser humano, con esto me refiero a que las personas, desde que están en el vientre materno, comienza a formarse perspectivas de la vida, de las personas, del entorno, de todo lo que sucede… esas perspectivas son en realidad creencias, las cuales se afianzan o se destruyen con el paso de los años y la experiencia.

Cada ser humano tiene su propia perspectiva y opinión sobre cada aspecto de la vida, la diferencia entre uno y otro consiste en que algunas personas tienen creencias que los impulsan hacia adelante, mientras que otros tienen creencias que los arrastran hacia el fondo del abismo.

¿Qué son las creencias limitantes?

Para ilustrarte sobre este tema quiero contarte una historia denominada: "the crab bucket theory" en inglés, o "la teoría del balde de cangrejos" en castellano; esta teoría hace referencia a la historia de unos cangrejos que se encontraban atrapados en un balde de metal sin tapa, y se encontraban allí porque un pescador los había cazado y quizás ya estaba preparado para venderlos o cocinarlos, sin embargo, un astuto cangrejito comenzó a escalar las paredes del balde, descubriendo que de esa manera podría salir de la terrible situación en la que se encontraba... pero no contaba con que los otros cangrejos del balde comenzaría a halarlo de vuelta al fondo. El cangrejito astuto luchaba por su vida mientras que los otros simplemente lo halaban a la inminente muerte.

Con esa interesante teoría quiero mostrarte de una forma gráfica lo que son las creencias debilitantes. Ahora bien, ese tipo de creencias son solo perspectivas que una persona se ha formado sobre la vida, sobre un aspecto de ella, sobre otras personas, sobre sí mismo y en general sobre cualquier cosa, situación o persona, pero lo característico de estas creencias es que, en vez de impulsarte hacia adelante, te halan al fondo del balde como los cangrejos: son creencias tóxicas, erróneas, que te debilitan, que te limitan, que te detienen.

Clave # 1: Detecta el pensamiento o creencia limitante

Lo primero que debes hacer para destruir o vencer a una creencia debilitante es reconociéndola... así como el alcohólico debe reconocer que lo es, así como el drogadicto debe reconocer que lo es, así tú desde detectar la creencia que te está limitando y reconocerlo.

Clave # 2: Toma consciencia de los resultados de las creencias limitantes

Luego de detectarla y reconocerla es importante que comiences a ser consciente de las consecuencias que tiene en tu vida esa creencia debilitante; por ejemplo: te impulsa a sentirte menos que los demás, promueve tu humillación con facilidad, te impide renunciar al trabajo que no te gusta, te invita a no valorarte.

Clave # 3: Indaga si hay una intención positiva

En algunas oportunidades las personas diseñan esas creencias limitantes para 'refugiarse' de una situación, para 'protegerse' de alguien que les ha hecho daño, para 'evitar' que algo que los ha lastimado vuelva a suceder, pero no se dan cuenta que detrás de esa intención positiva hay una consecuencia profundamente negativa: están creando una perspectiva de la realidad de que sólo los debilita y los limita a ellos mismos. Aprende a reconocer la raíz de tu creencia errónea, para que puedas entenderla y cambiarla de forma definitiva.

Clave # 4: Escoge un nuevo pensamiento o creencia potenciadora

Es importante que además de reconocer la creencia debilitante, de tomar consciencia de sus consecuencias en tu vida, y de descubrir su origen, puedas ser capaz de diseñar una nueva creencia positiva que reemplace la creencia errónea anterior. Si gustas puedas hacer una lista con todas las creencias debilitantes que has encontrado dentro de ti, y luego una segunda lista, diseñando una creencia positiva para cada creencia tóxica; por ejemplo:

- Creencia debilitante: creo que soy una persona poco inteligente, olvidadizo y sin nada de creatividad.
- Creencia positiva: soy una persona

extraordinaria, única, importante, inteligente, con buena memoria, y creativa.

Repítetelas a ti mismo de forma diaria mirándote al espejo, creando de esa manera afirmaciones positivas que te ayuden a cambiar tus creencias erróneas.

Clave # 5: Pon en práctica la nueva creencia

Es importante que la nueva creencia positiva no solo esté en tu mente, sino que comiences actuar de una forma coherente con la creencia positiva que has diseñado para ti mismo, de esta manera serás capaz de erradicar de tu mentalidad la creencia errónea que ha consumido parte de tu ser, y comenzar a afianzar dentro de ti la creencia positiva.

Toma en consideración que, posiblemente, la creencia debilitante ha estado anclada a tu organismo por muchos años, haciéndose más poderosa con el paso de los mismos, por ende, no esperes que tras diseñar la creencia positiva y ponerla en práctica por una semana a través de afirmaciones y conductas coherentes, ya vas a comenzar a ver los resultados y tu vida cambiará para siempre… así no funciona esto, necesitas armarte de tiempo, paciencia, constancia y disciplina… no es fácil destruir una creencia limitante y reemplazarla por una positiva de la noche a la mañana; sin embargo, es importante que no te abrumes, que no pienses que es imposible, porque la verdad es que no lo es: no es fácil pero tampoco imposible

¡Hoy estas más cerca de cambiar tus creencias debilitantes de lo que estabas ayer!

VENCE TUS MIEDOS

¿Cuál es tu mayor miedo?; ¿cuál miedo es recurrente en tu mente?; ¿cuál es el miedo que nunca has podido superar?; ¿tus miedos te hacen sentir débil? Lo más difícil de tener que lidiar con el miedo es que no se trata de solo tenerlo en tu organismo y ya, se trata de las consecuencias que ese determinado miedo tiene en tu vida, las cuales son mayoritariamente negativas: te paraliza, te debilita, te hace estar a la defensiva, te limita, te hace perder oportunidades, y un sinfín de otras consecuencias igualmente negativas.

Es por lo anterior que, una de las formas para construir una autoconfianza sana es vencer tus miedos, y la mejor expresión de las personas que la tienen es que se creen con la capacidad de vencer a todos los miedos que tengan.

Estrategia # 1: No huyas

Ante la sensación de miedo, lo que hacen muchas personas es huir, no se paralizan, sino que ocurre el efecto contrario, salen corriendo con su máxima potencia; esto para algunas personas puede resultar positivo: evaden la necesidad de enfrentarse, cara a cara, con el miedo; sin embargo, por más que puede verse como algo positivo, evadir los miedos es sumamente negativo, debido a un aspecto sencillo del funcionamiento de la vida: lo que no enfrentas te vuelve a suceder... esto se debe a que la vida se trata de aprender y evolucionar, si no enfrentas tus miedos no aprender y mucho menos evolucionas, entonces, con la finalidad de que eso pueda suceder, la vida, más temprano que tarde, te vuelve a encontrar con ese miedo que evadiste.

Estrategia # 2: No niegues los miedos

El miedo es una emoción completamente normal en los seres humanos, incluso es necesaria para nuestra supervivencia, debido a que es el miedo quien nos alerta cuando una persona, un animal o una situación puede hacernos daño poniendo en peligro nuestra existencia, no obstante, cuando eso se sale de control y tenemos miedos irracionales, o miedos que pudiendo ser racionales no nos atrevemos a superar y traen consigo efectos negativos en nuestra vida, es cuando debemos darnos cuenta de que algo está mal, que el miedo que experimentamos está fuera de control… en este momento es importante que no te cierres, sino, por el contrario, que lo reconozcas, que los enfrentes y que busques ayuda si es necesario.

¡Recuerda, negar los miedos no hace que desaparezca, esto solo hace más difícil poderlo vencer!

Estrategia # 3: No luches

La forma correcta de vencer al miedo no es luchar contra él, sino aceptarlo, reconocerlo y aprender de él y evolucionar, es decir, superarte a ti mismo, crecer personalmente, entrar a una nueva versión de ti vida, destruyendo se esa forma al miedo que te hacia huir, que te paralizaba, o que te debilitaba.

Es importante que cambies la perspectiva que tienes sobre tus miedos, esta es que debes luchar contra ellos, que para vencerlos debes librar una batalla campal, que para poderlos superar debes destruirte a ti y a ellos en una lucha interminable… nada más equivocado; lo que realmente debes hacer es dejar de luchar en contra de ellos y aprender la lección que buscan enseñarte, con la finalidad de que puedas aprender y evolucionar.

¡Todo lo que sucede en tu vida tiene un propósito y una razón de ser, reconócela, aprende, evoluciona y logra transformarte en tu mejor versión!

Estrategia # 4: Haz amistad con tus miedos

Con esta estrategia no me refiero a que debas quererlos y hacerte su mejor amigo o incluso dejarlo en tu vida, con esto realmente quiero decir que debes aceptar tus miedos, que, como a un amigo, debes conocerlo, entenderlo, descubrir por qué está en tu vida, cómo está permaneciendo en ella, y por qué se te hace difícil removerlo de la misma. Una de las cosas que puedes hacer para incentivar esto en tu vida, es decir, para promover que puedas conocer profundamente tus miedos, es escribiéndoles una carta, haciéndoles las preguntas cuyas respuestas quieres conocer, dejándote llevar, vaciando todo lo que sientes por ellos en esa carta, y luego, cuando te sientas preparado, escribe una carta dirigida a ti mismo, que sea de parte de tu miedo, con la finalidad de que tú mismo puedas darte de las respuestas que buscas.

Estrategia # 5: Afronta el miedo como una oportunidad de crecimiento

Tal como te comenté anteriormente, la vida se trata de aprender y evolucionar… una de las formas en las que podemos aprender es a través del miedo, pero solo si estamos preparados para reconocerlo, aceptarlo, aprender de él y superarlo, logrando así trascender y evolucionar.

¡Deja de ver a tus miedos como el enemigo y comienza a verlos como una oportunidad para aprender, evolucionar y convertir en tu mejor versión!

4

INCREMENTA LA AUTOCONFIANZA PROGRESIVAMENTE

Luego de que has entendido qué es la autoconfianza, cuál es su importancia, cuáles son sus beneficios y cómo se expresa en la vida de las personas, es momento de que te decidas a ser una persona con una autoconfianza sana, lo cual puedes lograr si pones en práctica las recomendaciones que te regalo en este libro… una de ellas es comenzar a llevar a cabo estrategias (como las que abordamos en los capítulos anteriores), para mejorar tu autoconfianza, y que además vayas incrementándola poco a poco, hasta lograr obtener una autoconfianza completamente sana.

Consejo # 1: Toma acción dando pequeños pasos

Si eres una persona que duda mucho de sí misma,

que tiene muchos miedos, que se ve a sí misma como una persona débil y derrotado en la vida, no busques hacer cambios drásticos ni dramáticos de un día para otro, por el contrario, trata de llevar a cabo las estrategias, las recomendaciones y los consejos que te proporciono poco a poco.

¡Recuerda, haz pasitos de bebé! Lo más importante es avanzar a paso constante, sin cansarte, sin abrumarte ni debilitarte, por lo tanto, lo importante no es que comiences a correr de una vez, lo realmente valioso es que comiences a tomar acción poco a poco, pero de forma constante, para no cansarte ni fatigarte.

Consejo # 2: Ánclate en los motivos para confiar en ti

Tú eres una persona única, tú eres irremplazable, tú tienes habilidades y talentos, tú tienes pasiones que te impulsan a seguir adelante, tú eres auténtico, tú eres inigualable... siempre ten en mente que tienes dentro de ti aspectos que te hacen valioso, único e importante, por ende, es momento de que te aferres a ellos y comiences a confiar en ti y en las capacidades que tienes, con la finalidad de valorarte, de aumentar tu autoconfianza, de creer en ti.

Consejo # 3: Ten claridad sobre tus valores

Todas los seres humanos tenemos en nuestro interior un núcleo de valores, el cual contiene todos nuestros principios, valores, lo que consideramos bueno y correcto y lo que consideramos malo o incorrecto, sin embargo, muchas personas no tienen consciencia sobre esto, no tienen definidos sus valores, no saben con seguridad cuáles principios comparten y cuáles no, por ende, muchas veces se comportan como personas incoherentes, debido a que dicen una cosa y se comportan de forma contraria, esto se debe a que ni ellos mismos conocen sus valores.

Con la finalidad de que puedas ser una persona coherente, en sintonía contigo mismo, y con una conexión de mente, cuerpo y alma, es importante que te conozcas más ti mismo, que fomentes una mejor y más profunda relación contigo, que aprendas y reconozcas tus valores y tus principios, debido a que son ellos los que direccionan tu forma de pensar, de hablar y de actuar.

Consejo # 4: Adopta una "pose de triunfo"

Una de las formas para aumentar tu autoconfianza y para proyectarla (aunque no te sientas muy seguro), son las poses de triunfo o de poder, las cuales consisten en cambiar tu lenguaje corporal, aunque sea por 2 minutos, a poses que reflejen el triunfo, por ejemplo: levantar los brazos en forma de V; erguir la espalda y sacar el pecho; erguir la espalda, plantar los pies en el suelo a una cierta distancia entre cada uno y colocar las manos en la cintura (mujer maravilla).

Está científicamente comprobado que las posiciones de alto valor, de poder o triunfo practicadas por, al menos 2 minutos, tienen un efecto en los niveles hormonales de la testosterona (aumentándolos), y en los niveles del cortisol (disminuyéndolos), causando de esa forma un efecto hormonal que te ayudará a sentir más confianza en ti mismo, menos estrés y menos ansiedad.

¡Comienza a ser más consciente de tu lenguaje corporal! Con nuestro cuerpo hablamos, nos expresamos, transmitimos información, incluso aquella información sobre nosotros que no queremos compartir o ni siquiera sabemos, es por esto que las personas que asumen poses de triunfo proyectan ser personas más confiadas, tranquilas y creyentes en sí mismos, que las personas que realizan poses de derrota o debilidad, es decir, que se cierran, se encogen en la silla, se envuelven con sus brazos y/o encogen las rodillas.

Consejo # 5: Cambia la narrativa del miedo

Con este consejo me refiero a que dejes de hablarte a ti mismo desde el miedo, la debilidad, o el "no puedo", y comiences a hablarte desde tus habilidades, tus talentos, tus pasiones, y desde la fiel creencia en que eres un ganador ante los obstáculos y los desafíos de la vida.

Recuerda, los seres humanos no somos capaces de controlar lo que sucede a nuestro alrededor, pero sí somos capaces de reaccionar ante lo que ocurre y utilizar esa situación para el beneficio propio.

Consejo # 6: implementa la estrategia de la máscara

En este consejo quiero hablarte sobre un experimento que se llevó a cabo en la NASA, con el astronauta Destin, en el cual se evaluaron los efectos del cerebro cuando está siendo privado de oxígeno. En ese experimento se simuló la despresurización de la cabina de un avión, lo que puede suceder en un vuelo comercial, por ejemplo; con la finalidad de demostrar gráficamente el efecto que tiene la falta de oxígeno en el cerebro humano y por qué los aeromozos (zas) explican que en una situación similar primero debes colocarte la mascarilla de oxígeno tu antes que ayudar a los demás.

Los resultados del experimento fueron que Destin, al poco tiempo de dejar de recibir oxígeno en el cerebro comenzó a fallar en la descripción de las formas geométricas que le pedían identificar, luego comenzó a sentirse eufórico y estremecido... a punto de tener tan poco oxígeno en su cerebro, es decir, estando al filo de la muerte, los controladores del experimento le indicaban que debía colocarse las máscara de oxígeno para no morir, pero Destin ni siquiera pudo hacer eso, tuvo que auxiliarlo una persona que estaba grabando el experimento y colocarle la máscara para que no muriera.

¿Qué tiene que ver eso con la autoconfianza? Precisamente en que muchas veces intentamos dar a los demás, darles la mano a otros y auxiliarlos en momentos difíciles, incentivarlos a que crezcan, pero nos olvidamos de nosotros mismos; por ende, la invitación es para que te coloques la máscara primero: ayúdate, protégete, cuídate, crece, incrementa tu autoconfianza y luego ayuda a los demás.

Consejo # 7: Trátate como tu mejor amigo

Tú quieres lo mejor para tu mejor amigo, ¿cierto?; ¿estás ahí para ayudarlo en todo?; ¿siempre tratas de ponerle una sonrisa hasta en sus peores momentos?; ¿eres honesto con él, pero sin rayar en lo hiriente? ¡Es hora de que comiences a tratarte a ti mismo así! Ámate, cuídate, ayúdate a crecer, ponte la máscara del crecimiento personal a ti primero.

5

REAFIRMA TU AUTOESTIMA

Siempre vela por ti, incrementa y reafirma una autoestima y una autoconfianza sana, y esto no significa ser egoístas, perder la humildad, o traicionar a otros, significa que te amas lo suficiente para ponerte ante que a los demás, pero siempre estando allí para cuando alguien te necesite... aprende a amarte y cuidarte sin rayar en el egoísmo y la falta de humildad.

En esta sección quiero regalarte algunas prácticas positivas para que puedas reafirmar la autoestima que construyes día tras día, con la finalidad de que sea sana.

Dale valor a tus deseos

No le restes importancia a tus metas o sueños, por

el contrario, ¡valóralos!... recuerda, tus metas son tus tuyas, tus deseos son tuyos, tus anhelos son tuyos, con esto me refiero a que no debe importarte el qué dirán; mientras respetes y no hagas daño, ni a ti ni a otros, puedes hacer todo lo que sueñas.

Es importante que conozcas el valor y la importancia de tus deseos e incluso de tus anhelos más profundos, esto te permitirá creer en ti y tener el valor suficiente para convertir esos deseos en metas y así poderlas cumplir... todo esto te permitirá construir una autoestima y una autoconfianza sana y poderla reafirma en el tiempo.

Dale importancia a tu opinión

Una de las mayores expresiones de la falta de autoconfianza, es que las personas que la experimentan suelen colocar la opinión y la forma de pensar de otros sobre la opinión y el estilo de vida propio... ¡este es un terrible error!, debido a que solo lograrás llenarte de odio, resentimiento, amargura y frustración.

¡Tu opinión es importante!, y si quieres que otros respeten eso, el primero que debe reconocerlo y respetarlo eres tú.

Repite declaraciones positivas sobre tu personalidad

Diseña afirmaciones y oraciones positivas para reafirmar tu autoconfianza y autoestima… con las afirmaciones y las oraciones podrás destruir creencias limitantes (así como lo observamos anteriormente), y, además, puedes comenzar a convencerte de creencias positivas y afianzarlas en tu mente y en tu memoria, y así comenzar a actuar en coherencia.

¡Repítelas diariamente! De esta forma te asegurarás de realmente entenderlas y fijarlas en tu mente; no obstante, no basta solo con repetirlas, debes creer en ellas, creer en lo que dices, creer en lo que tus labios repiten… esta es la única manera en la que podrás obtener todos sus beneficios.

Recuerda que para redactar eficientemente afirmaciones positivas debes seguir las siguientes recomendaciones:

- Deben ser cortas.
- Deben ser redactadas en positivo.
- Deben ser realistas, pero siempre optimistas.
- No las copies de internet. Las afirmaciones deben estar apegadas a tu realidad y a tu forma de pensar, puedes tomar inspiración

de internet, pero siempre trata de redactarlas tú y de adaptarlas a tu vida.
- No uses afirmaciones antiguas. Todas las afirmaciones que hagas deben ser acordes a tu realidad, por ende, no debes tomar afirmaciones antiguas y hacerlas.

Dedícate tiempo a ti mismo

Muchas veces los seres humanos se enfocan en el trabajo, en la familia, en algún hobby, o en cualquier otra cosa que sea diferente a ellos mismos... ¿tú también eres de ese tipo de personas?

Es importante que te realices esa pregunta y la respondas honestamente, que analices tus hábitos y tu forma de actuar diariamente... ¿dejas tiempo para ti? Si la respuesta es 'no', es importante que comiences a hacerlo, debido a que apartar tiempo para nosotros mismos es una clara señal de que nos amamos y de que nos importa nuestro bienestar, es decir, una clara expresión de amor propio y autoconfianza.

Lee libros de autoayuda

¡Nunca pares de leer! Como explicaba anteriormente, el propósito de la vida es aprender, evolucionar y transcender, lo que consecuentemente nos llevará ser felices, exitosos, y satisfechos con nuestra vida y el sentido que le hemos dado. En este sentido, una de las formas en las que puedes aprender es leyendo: la lectura te abre paso a un mundo de conocimientos ilimitados, de ideas innovadoras, y de pensamientos transgresores; la lectura te ayuda a ser más inteligente, más culto, a tener ideas nuevas, y a reflexionar más sobre los temas que lees y sobre la vida en general.

Una de las lecturas que no puedes pasar por alto es la de libros de autoayuda, debido a que te ayudará a incrementar tu inteligencia emocional, a conocerte mejor, a reflexionar más sobre ti y tu vida, a encontrar un propósito y un rumbo, a tener nuevas y refrescantes ideas sobre el crecimiento personal.

CÓMO ENTRENAR TU AUTOCONFIANZA

¿Estás enfocado en tu autoestima?; ¿llevas a cabo estrategias para una autoestima sana?; ¿además de enfocarte en tu autoestima, también piensas en tu autoconfianza?; ¿has logrado construir una autoconfianza sana?; ¿crees que necesitas de otros métodos para entrenar tu autoconfianza y que la misma pueda ser sana sin importar el paso de los años?

Si luego de analizar esas preguntas y darles respuestas, estás de acuerdo con implementar estrategias para entrenar tu autoconfianza y que la misma pueda ser sana ahora y en el futuro, ¡te invito a seguir escuchando!, debido a que en esta sección te regalaré algunos pasos para que puedas entrenar a tu autoconfianza.

Paso # 1: Luchar contra el sesgo cognitivo

A grandes rasgos podemos definir que el sesgo cognitivo es la interpretación irracional de la información disponible brindada al sujeto; un ejemplo clásico de sesgo cognitivo es el efecto del encuadre, en el cual se entiende que una misma información puede derivar en diferentes conclusiones si se presenta de maneras diferentes… me refiero a que es clásico, quizás no por el nombre, pero sí porque los políticos y los medios de comunicación se valen de este efecto para influir en la opinión pública.

A continuación, te obsequio algunas recomendaciones para no caer en el sesgo cognitivo:

- No basar las decisiones que tomamos en las opiniones de los demás.
- Complementar la intuición con estadísticas.
- Evitar confundirnos con la jerga que utiliza la persona y tratar de descubrir el verdadero significado de lo que está explicando.

Paso # 2: Fijarse metas que pueden cumplirse

Un paso sumamente importante para que puedas entrenar tu autoconfianza es fijarte metas específicas y realistas, debido a que, al establecerte metas irreales y que posteriormente no las puedas cumplir, vas a atacarte a ti mismo, comenzarás a pensar que no puedes hacerlo, te menospreciarás y además de te vas a desanimar y a frustrar... para evitar que eso ocurra es menester que establezcas metas específicas, es decir, que tengas clara la meta quieres cumplir, que no sea ambigua ni divagante; adicionalmente, la meta debe estar en la mita ideal y armónica entre la realidad y el reto, es decir, la meta debe ser realista (que puedas cumplirla), pero a la vez que sea lo suficientemente compleja como para representar un reto para ti.

Paso # 3: Enfócate en lo que quieres, pero también en cómo lograrlos

Muchas veces te has enfocado en lo que quieres alcanzar, en tus sueños, en tus metas, en los anhelos de tu corazón, pero nunca lo cumples, o quizás cumples muy poco de todo lo que te propones... esto se puede deber a que te enfocas en atraer lo que quieres, pero no lo acompañas con los planes para alcanzar tus metas, es decir, te concentras en desear eso que quieres, pero no trabajar para conseguirlo.

En concatenación con el paso anterior, te recomiendo que hagas lo siguiente: establece una meta realista y específica, y establece el tiempo que tienes para cumplirla, luego de esto, comienza a desarticular la meta en objetivos más específicos y particulares, y posterior a eso, divide esos objetivos en pequeños pasos... todo lo anterior con la finalidad de que puedas cumplir todas las metas que establezcas.

Paso # 4: Mantente firme en todo el proceso.

¡Nunca te des por vencido! Todas las personas tenemos altos y bajos, todos hemos querido tirar la toalla más de una vez, todos nos hemos sentido sin fuerzas, es por eso que, si en este momento te sientes de esa forma quiero que sepas que sentirse así es totalmente normal, pero no dejes que ese sentimiento te venza: ¡no te de des por vencido!

Mantenerse firme durante todo el proceso significa que no te demos por vencido ante las dificultades que se te presenten, que no decaigas en tus metas y sueños solo porque se hayan presentado algunos obstáculos, que no sientas que la vida está en tu contra o algo parecido... ¡recuerda!, en la vida pueden suceder mil cosas de las cuales no tenemos el más mínimo control, solo tenemos el poder de decidir qué acciones vamos a tomar en respuesta a esos sucesos que se nos presentan, con la finalidad de sacarle provecho y de encontrar el aspecto positivo de entre todo lo negativo.

Paso # 5: No seas duro contigo mismo

¿Sabías que lo que nos decimos continuamente a nosotros mismos edifica nuestra forma de ver la vida, define nuestra percepción de lo que sucede a nuestro alrededor, y puede crear y destruir nuestras creencias? ¡Sí!, así de importante es lo que nos decimos continuamente a nosotros mismos.

Comienza a evaluar qué te dices a ti mismo: ¿te dices que no sirves para nada?, o ¿te dices que eres importante, inteligente y valioso?

Usualmente las personas que no tienen una autoconfianza sana tienen un lenguaje más duro y tosco consigo mismo, que aquellos que tienen una autoestima y una autoconfianza sana, por ende, es importante que comiences a cambiar la narrativa que tienes contigo mismo, y pasar de ser duro a ser amable, honesto, comprensivo, y amoroso… ¿y si fallas? Debes aprender que el fracaso es una lección que aprender, ¡no te recrimines ni reproches por haber fallado!, solo aprende y evoluciona.

Paso # 6: Sé tú mejor aliado

Tú eres único e irremplazable, aprende a ser tú propio aliado estratégico para alcanzar el éxito.

7

TÉCNICAS QUE TE AYUDARÁN A CULTIVAR UNA AUTOCONFIANZA INQUEBRANTABLE

Después de todos los pasos que te expliqué con anterioridad, quiero regalarte algunas técnicas para cultivar una autoconfianza que nadie pueda resquebrajar (ni siquiera tú mismo cuando te atacas)… en este sentido, quiero ofrecerte estas estrategias para que crees una autoconfianza de hierro, pero sin convertirte en una persona arrogante, egoísta, petulante y con poca humildad, sino que, por el contrario, puedas encontrar la distancia perfecta y armónica entre los dos límites: no quererte y no confiar en ti, y ser arrogante y sin humildad.

Si quieres aprender a tener una confianza en ti mismo que nadie pueda quebrar: ¡sigue escuchando!

Tener una entrevista en el trabajo

Muchas veces tener entrevistas laborales nos pone nerviosos, y hasta quizás podamos excusar estos nervios, debido a que se trata de un ambiente en el que personas especializadas comenzarán a preguntarnos sobre nuestra vida, nuestra experiencia laboral, nuestra forma de trabajar, lo que hemos hechos, y otras preguntas más relacionadas a nosotros mismos, es decir, seremos el centro de atención de esa reunión.

Para una persona que no tiene una autoconfianza sana, esta entrevista puede significar para ella un miedo absoluto, pavor, terror, o incluso ni siquiera lo intentan "para no pasar penas", y así pueden estarse perdiendo de la mejor oportunidad de sus vidas... solo por dejarse abrumar por el miedo y ni siquiera intentarlo.

Si tú eres una de esas personas que describo, tengo una invitación para ti: ¡apuesta siempre por ti!, en lo que sea que hagas, confía en ti, en tus capacidades, en tus talentos... cuando comiences a confiar en ti verás que tu vida dará un giro de 180 grados.

Una forma de comenzar a empujarte a situaciones que antes temías pero que son buenas para ti, es aplicando a ese trabajo al que siempre temiste, es yendo a esa entrevista a la que pensabas faltar, es yendo a esa reunión de trabajo con personas que te intimidan.

Lograr la meta que se tiene en mente, donde están depositados gran parte de los sueños

Diseña metas que puedan ser cumplidas: realistas, especificas, que tengan cierta complejidad, con tiempos definidos y desarticuladas en pasos, de esta forma tendrás todo a tu favor para cumplir esa meta que tanto has anhelado hacer realidad… cuando por fin te atrevas a poner toda tu voluntad, esmero y actitud en hacerlo, tu vida cambiará: sentirás una inyección de adrenalina, de motivación, de ganas de seguir haciéndolo; por ende, estarás también creando una autoconfianza de hierro, debido a que tu mente arribará a la siguiente conclusión: si pude lograr esto, ahora puedo lograr lo que sea.

Conseguir pareja o dar ese primer paso, hacia la persona por la que se siente una atracción

Para algunas personas (quizás para la gran mayoría) acercarse a la persona que le atrae es un paso gigantesco, una situación de profundo miedo, un escenario que requiere a la persona más valiente de todas, una circunstancia que requiere planificación y cuidados metódicos... ¿quieres que sea honesto? ¡Nada de eso es real!, para acercarte a la persona que te gusta no necesitas nada de eso, solo te necesitas a ti: actuando como eres, siendo tu verdadero yo, dando lo mejor de ti, dejándote llevar y siendo la mejor versión de ti mismo... y es precisamente eso lo que causa miedo; muchos piensan: ¿y si no le gusto como soy?

Ahora te daré una noticia bastante desalentadora, bueno, dos: la primera es que jamás sabrás si le gustas o no si no te atreves a acercarte, y la segunda es que, tu como persona no le vas a caer bien a todo el mundo, mucho menos gustar desde el sentido de la atracción, así que en estas situaciones debes mezclar la realidad con la positividad, y pensar algo como: "bueno, es probable que le guste, como es probable que no, debo acercarme y dar lo mejor de mí, y espero que sí le guste como me gusta a mí; y bueno, si no le gusto, es momento de aprender, evolucionar, vivir el dolor que pueda sentir, y avanzar... ya vendrá otra persona que me guste en la que sí sea un amor correspondido. Yo soy una persona valiosa, importante, inteligente, bella carismática, y el hecho de que no le guste a otra persona no define ni cambia mi valor como ser humano".

Si cada vez que te guste una persona piensas en esa oración que acabo de regalarte, serás capaz de dejar el miedo atrás y construir una autoconfianza de hierro.

Resolver conflictos con otras personas del entorno personal

Otras de las técnicas que puedes llevar a cabo para fortalecer tu autoconfianza, es resolver conflictos con otras personas, esto se debe a que cuando buscas resolver un conflicto, debes ser asertivo: fijar tu posición de una forma concreta, pero sin herir al otro, resguardar y proteger tus derechos como ser humano, escuchar a la otra persona y tratar de comprender, no atacar a la otra persona ni estar a la defensiva, calmar tus emociones cuando la rabia sube de tono, lograr conciliar ideas y llegar a una solución…

Es importante que busques desarrollar esas cualidades que describo, de esa forma lograrás ser asertivo y fortalecerás tu autoconfianza.

Tener el atrevimiento a decir en voz alta lo que se siente o se piensa

Diciendo asertivamente lo que piensas también fortalecerás tu autoconfianza.

TRANSFORMA TU REALIDAD DESDE TU SER INTERIOR

Luego de todo lo que hemos conversado, es importante que abordemos un tema igualmente interesante, que gira entorno a la siguiente pregunta: ¿los seres humanos somos capaces de cambiar nuestra realidad?, y más concretamente: ¿tú eres capaz de cambiar tu realidad personal?

Muchas personas piensan que no pueden cambiar su realidad, que no pueden cambiar el entorno en el que viven, que no pueden cambiar las situaciones en las que se encuentran inmersas, sin embargo, esta es una creencia limitante y totalmente errónea: ¡todos somos capaces de cambiar nuestras realidades! ¿Quieres aprender a hacerlo?, ¡te invito a permanecer atento!

Paso # 1: Abre tu mente a nuevas oportunidades

Querido lector, es momento de que entiendas que para poder cambiar tu realidad primero debes cambiar tu mente, debido a que, si eres una persona con la mente cerrada, inflexible, estática, y cuadrada, jamás podrás ser capaz de cambiar tu propia realidad, y afirmo esa situación con tanta vehemencia porque es nuestra mente la que nos permite diseñar y cumplir con nuestras metas, lograr nuestro propósito de vida, detectar y reconocer nuevas oportunidades… es lo que tengamos en nuestra mente lo que vamos a atraer, lo que se va a proyectar en nuestra realidad, lo que vamos a vivir cotidianamente.

Recuerda que no puedes controlar lo que sucede en tu entorno, sino tu actitud ante esa realidad, poder ver el lado positivo, y los beneficios que puedas obtener.

¡Comienza por transformar tu mente y verás cómo comienza a cambiar tu realidad!

Paso # 2: Cuestiona un poco tu visión sobre la realidad

Los seres humanos no somos perfectos y tú no eres la excepción, como todos tienes errores, fallas, malas interpretaciones, sesgos cognitivos, y un millón de defectos… con esto no quiero decir que eres la peor persona del mundo, al contrario, quiero afirmar que eres una persona, sin más ni menos, una persona importante, valiosa y única. Sin embargo, en algunas oportunidades las personas actuamos como si fuésemos perfectos, como si tuviésemos siempre la razón y como si tuviésemos la verdad en nuestras manos… pobre de nosotros, no podríamos estar más equivocados.

Te invito a que tengas plena consciencia de que tu visión de la realidad puede no ser igual a la del otro, de que tú puedes estar equivocado, de que no necesariamente tu perspectiva de la vida será igual a la del otro y esto está bien. En este sentido, es importante que tomes consciencia de que puedes entender al otro sin la necesidad de compartir su opinión y adicionalmente que en algunas circunstancias estarás equivocado en tu proceder, debido a que no eres dueños de la razón o la realidad.

Con este paso no quiero referirme a que todo lo que hagas debe ser cuestionado, sino que creas tanto en ti que incluso seas consciente de que eres un ser humano imperfecto, con fallas y errores, y que, además, tienes inteligencia emocional para aceptarlos y retractarte cuando sea necesario.

Paso # 3: Disponte a sustituir cada visión y creencia limitante con nuevas creencias

Así como lo explicábamos anteriormente, las creencias limitantes son esas perspectivas erróneas que tenemos sobre la vida, que en vez de impulsarnos hacia adelanta nos halan hacia atrás, nos paralizan, nos limitan, nos debilitan. Para cambiar nuestra realidad es importante que seas capaz de identificar las creencias erróneas que tienes en tu mente, y que no te quedes solo identificándolas, sino que busques la forma de erradicarlas de tu vida y sustituirlas por creencias positivas; es menester que entiendas que si la creencia ha estado fijada a tu mentalidad por muchos años será más difícil vencerla y posteriormente sustituirla, sin embargo, ¡todo es posible!, hay muchas estrategias que pueden ayudarte a hacerlo, y especialistas de la salud mental que pueden guiarte en este camino.

Para erradicar de tu vida las creencias debilitantes y sustituirlas por creencias que te impulsen y te ayuden a ser la mejor versión posible de ti mismo, te recomiendo que lleves a cabo diariamente las siguientes practicas: las visualizaciones positivas, la meditación, las afirmaciones positivas y las oraciones... al aplicar esas prácticas de forma constante en tu vida serás capaz de destruir las creencias que te atan a una vida mediocre y abrirle las puertas a las creencias que te ayudarán a tener una vida exitosa.

Paso # 4: Prepárate para vivir mejor

¡Prepara tu mente y tu vida para una vida mejor! Una vida llena de salud, prosperidad, armonía, felicidad, paz y éxitos se acerca hacia ti y nada podrá detenerla... solo tú mismo.

Continuamente te hemos invitado a que te conviertas en tu mejor aliado, pero si no lo haces solo lograrás convertirte en tu peor enemigo, transformarte en una piedra en tu propio camino, retroceder en crecimiento personal y convertirte en el peor socio que alguna vez has tenido... es por eso que debes preparar tu mente, tu actitud, y todo tu ser para ser la mejor versión posible de ti mismo.

Edúcate, destruye las creencias debilitantes y sustitúyelas por creencias positivas, abre tu mente y tu corazón, conviértete en tu mejor aliado, acepta que eres un ser humano con errores e imperfecciones, mantente en constante aprendizaje y evolución... solo de esa manera e implementando todas las técnicas y estrategias que te regalo, podrás prepararte y abrir los brazos para abrazar el futuro brillante y prometedor que estas creando.

LA ASERTIVIDAD Y LA AUTOCONFIANZA

En secciones anteriores hemos hablado de la asertividad y la autoconfianza, de la relación tan poderosa que hay entre una y otra, pero… ¿realmente sabes qué es la asertividad?, ¿verdaderamente conocemos cuál es la relación existente entre la asertividad y la autoconfianza?, ¿conoces qué claves puedes llevar a cabo para cultivar en tu vida la asertividad? ¡Es precisamente de eso de lo que quiero hablarte en esta sección!, de la asertividad y su gran poder en tu vida si comienzas a implementarla.

¿Qué es la asertividad?

La asertividad es una habilidad comunicativa, a través de la cual tú como ser humano conoces tus derechos y los defiendes, respetándote a ti mismo y a los demás... ¿ya sabías que de eso se trataba la asertividad?

De la definición explicada podemos extraer los siguientes datos interesantes:

1. La asertividad se trata de una habilidad, por ende, no tienes que haber nacido con ella, sino que perfectamente puedes desarrollarla.
2. Para practicar la asertividad debes conocer tus derechos, por ende, debes conocerte a ti mismo, a tus valores y principios.
3. Una parte importante de la asertividad es defender tus derechos ante los demás, pero, sin herir ni irrespetar a nadie, sino respetando a la otra persona y a ti mismo.
4. La asertividad se practica comunicando efectivamente lo que piensas y sientes, por ende, debes expresarte de una forma concreta y clara, sin divagaciones ni ambigüedades.

¡¿Estás listo para desarrollar la asertividad en tu vida y mejorarla exponencialmente?!

Relación entre asertividad y autoconfianza

Si quieres ser una persona asertiva, necesariamente debes tener una autoconfianza sana, debido a que esta ultima es la que te va a ayudar a defender tus opiniones y tu forma de pensar ante los demás, sobre todo ante aquellos que utilizan como estrategia el menosprecio, la desvalorización y la humillación para exponer sus puntos de vista.

Es la autoconfianza la que te va a ayudar a decir: ¡yo valgo!, ¡mi opinión importa!, ¡mis sentimientos son importantes!, ¡yo soy una persona única e inigualable!, ¡yo valoro mis derechos y los defiendo ante los demás! Es una autoconfianza sana la que te va a permitir pararte erguido y decir lo que quieres decir, sin importar si a la otra persona le gusta o no, si está de acuerdo o no. Es una autoconfianza sana la que te va a permitir ser una persona asertiva.

Claves para cultivar la asertividad

A continuación, quiero regalarte algunas claves para que seas capaz de cultivar la asertividad en tu vida, al mismo tiempo que incrementas tu autoconfianza, todo con la finalidad de que en el futuro coseches los abundantes frutos de tener una autoconfianza sana y de practicas la asertividad.

Clave # 1: Manifiéstate libremente.

No te sientas culpable por decir lo que piensas, no te sientas mal por decir lo que sientes, no sientas que no debes expresarte... ¡deja el miedo atrás y exprésate!, siempre cumpliendo con el respeto a los demás y la buena intención en la comunicación, lograrás expresarte efectivamente y si la otra persona quiere manipularte emocionalmente (por ejemplo, molestándose porque tú has expresado tu opinión), no te sientas mal por eso, ni sientas culpas, ni reproches... que esa otra persona sea un terrorista emocional y quiera manipularte es su problema ¡no el tuyo!, solo permitas que se salga con la suya.

Clave # 2: Practica la comunicación.

Nunca calles algo que quieras decir, a menos que sea para herir a alguien, pero si se trata de que vas a expresar una opinión, un sentimiento o tu perspectiva de vida, ¡hazlo siempre!, callar trae muchos problemas para ti, incluso para la salud. Siempre practica la comunicación contigo mismo y con los demás, basándote en el respeto hacia otros, y expresando el mensaje de una forma clara y concreta.

Clave # 3: Respétate a ti mismo.

La clave más importante es esta: el respeto, debido a que es el respeto a ti mismo el que te impulsará a expresar algo que te disgusta, a expresar tu opinión incluso cuando sepas de antemano que la otra persona no estará de acuerdo, a comunicar tus sentimientos incluso en los más álgidos momentos; y es el respeto por los demás es el que te ayudará a no caer en la humillación, el irrespeto, y la arrogancia, para con otras personas.

Clave # 4: Mantén un enfoque activo.

Para tener una vida llena de prosperidad, felicidad, armonía, abundancia, paz y éxitos, es importante que siempre estemos enfocados, y esta vez debemos ver el enfoque desde 3 puntos de vista: el primero se basa en concentrar nuestro interés en nuestro propósito de vida, y direccionar nuestros esfuerzos en ese sentido; el segundo se fundamenta en mantenernos enfocados días tras días, lo que nos ayudará a cumplir con nuestras metas, obligaciones y compromisos diarios, sin perder el tiempo, caer en distracciones o divagar; la tercera se basa en mantener nuestra atención y nuestro interés en la comunicación, tanto en mejorar la misma con nosotros mismos, como con los demás, tomando en cuenta el momento en el que tenemos que enfrentar los conflictos o malos entendidos con otros... con respecto a este último punto, me refiero a que debemos mantener el enfoque al momento de expresar nuestra opinión o sentimientos hacia otras personas, con la finalidad de ser lo más concretos que podamos ser y sin dejarnos invadir por emociones negativas.

REAFIRMA CADA DÍA LA AUTOCONFIANZA

La autoconfianza no se logra de un día a otro, por el contrario, es una tarea que debemos llevar a cabo cada día… el propósito de esta sección es regalarte algunas estrategias para que reafirmes y refuerces la autoconfianza todos los días de tu vida… ¡mantente atento!

Los problemas de autoconfianza no son invencibles

¿Eres una persona que no confía absolutamente nada en sí mismo? ¡Tranquilo! Te aseguro que podrás superar esta etapa de tu vida si sigues con atención las recomendaciones que te regalo en este audiolibro, pero para lograr eso, deberás confiar por primera vez en ti: tienes que confiar que puedes superar esta situación y que tienes todo lo necesario para convertirte en tu mejor versión.

No te preocupes por lo que piensen de ti

¿Pierdes tu tiempo pensando y analizando lo que otros piensan y dicen de ti? ¡Recuerda, "el tiempo perdido hasta los santos lo lloran"! No inviertas tu valioso tiempo pensando en lo que pueden pensar o no los otros de ti, más bien ocúpate en conocerte mejor a ti mismo, ocúpate por disfrutar tu vida sin importar el que dirán, y ocúpate por convertirte en la mejor versión posible de ti mismo.

Trabaja a base de metas

¿Aún no conoces tu propósito de vida?; ¿no tienes idea de lo que quieres hacer?; ¿estás desorientado y no conoces tus metas? ¡Es hora de que mejores y profundices la relación que tienes contigo mismo!, con la finalidad de que te conozcas mejor y puedas descubrir cuál es tu propósito de vida, qué quieres hacer, cuál es tu pasión, qué metas quieres lograr, y que de esa manera puedas orientar tu vida en base a las metas que has diseñado, que bien pueden ser: personales, profesionales, familiares, entre otras.

Recuerda siempre tus éxitos

¿Eres de las personas que se aferran a los fracasos? ¡Cada etapa tiene su magia!, del fracaso puedes aprender, mientras que del éxito nace la satisfacción personal o profesional, al mismo tiempo de que aprendes cómo sí debes hacer las cosas; sin embargo, hay personas que no disfrutan el éxito, que lo subestiman y salen corriendo a aferrarse a los fracasos del pasado… eso es un completo error. Debes aprender a valorar y a vivir cada etapa: a aprender y evolucionar del fracaso, y a disfrutar y aprender del éxito.

El éxito es una palmadita en la espalda de que estás haciéndolo bien, disfrútala, sigue así, y no permitas que se te sube a la cabeza.

Rodéate de personas que sumen a tu autoconfianza

¿Alguna vez has pensado en las influencias que recibimos día a día? ¡Las influencias nos bombardean diariamente! Literalmente todo puede influenciarnos: la música, las películas, las series de televisión, una circunstancia, las personas, entre otras cosas… pero el factor que más resalta es las personas; es innegable que las personas nos influencian, por ende, debemos escoger sabiamente a las personas que van a estar dentro de nuestro círculo de amigos, con la finalidad de que los mismos puedan influenciarnos positivamente y que así aumentemos nuestra autoestima y autoconfianza.

Eleva tu estado de consciencia para que puedas percibir cuando algo te está influenciando o cuando algo ya te ha influenciado.

Selecciona con qué alimentar tu mente

Escoge libros, películas, documentales, series de televisión, audiolibros, y todo lo que tengas a tu alcance para alimentar saludablemente a tu mentalidad, para que sean esos recursos los que te ayuden a crecer como integralmente: como persona, como profesional, y sobre todo en inteligencia emocional.

Actualmente hay demasiados recursos en formato digital e impreso, utilízalos a tu favor para convertirte en tu mejor versión.

No te idealices

¿Crees que eres un ser humano perfecto y único en su especie? ¡Te tengo una terrible noticia!: eres imperfecto igual que todos los demás... eso no te hace ser menos único, especial, valioso e importante en el planeta, sin duda lo eres, pero debes tener en claro que eres un ser humano imperfecto igual que todos, que cometes errores, que tienes fallas, por ende, siempre trata de no idealizarte y de tener plena consciencia de tus errores, pero también de tus fortalezas y virtudes.

No seas severo contigo mismo

¿Eres de esas personas que se habla mal a sí mismo?, ¿que se menosprecia y humilla? ¡Es hora de cambiar! Recuerda que en nuestro entorno pueda estar sucediendo cualquier cosa, pero somos nosotros los que, a través de nuestra mentalidad y actitud, podemos darle un giro de 180 grados a lo que sucede: transformándolo de ser algo negativo, a ser algo positivo (o si bien no puedes transformarlo completamente, al menos ser capaz de encontrar algo positivo entre tanta negatividad).

Aprende a tratarte con amor, a ser tu mejor aliado, a hablarte desde la amabilidad… esto te ayudará a sentirte mejor contigo mismo y a tratar mejor a otros.

Toma acción

¿Eres de las personas que nunca para de planificar pero que nunca hace nada? ¡Es momento de que te comprometas contigo mismo! Deja los miedos atrás, comprométete contigo, cree en tus ideas, habilidades y talentos, y comienza a hacer realidad todos tus planes. Es importante que siempre cumplas lo que planificas, esto te ayudará a convertirte en una persona más enfocada, productiva y con una autoestima y autoconfianza sanas.

Recuerda que puedes tener una idea innovadora, pero si no la vuelves realidad jamás sabrás los resultados que pudiste haber obtenido.

CONCLUSIÓN

Estimado lector, espero que este haya sido un viaje encantador, en el que hayas aprendido todo lo que necesitabas conocer, y que hayas podido evolucionar y trascender en todo lo que necesitabas hacerlo. ¡Recuerda, tu viaje apenas comienza! Aunque hayas terminado de escuchar estas dulces líneas, tu viaje del crecimiento personal apenas está comenzando, y ahora estás más preparado que nunca: tienes en tu poder todo el conocimiento necesario para construir una autoestima sana y para edificar una autoconfianza inquebrantable.

Ahora que he aclarado ese punto, es importante que rememoremos todo lo que hemos aprendido: en primer lugar, hablamos sobre los aspectos básicos de la autoconfianza, concluyendo que su significado es la creencia que tenemos en nosotros de que podemos cumplir con todo lo que nos propongamos, creemos en nosotros, en nuestras capacidades, en nuestras habilidades y talentos; en segundo lugar, concluimos que su importancia y beneficios principales se sustentan en que la autoconfianza sana le proporciona, a las personas que la experimentan, todas las herramientas necesarias para afrontar la vida y sus desafíos como ganadores.

Por otra parte, te proporcionamos herramientas para que seas cambias de transformar tu forma de pensar, una de ellas es el cambio de creencias limitantes por creencias positivas, concluyendo, en primer lugar, que las creencias debilitantes son aquellas percepciones que los seres humanos tienen sobre ellos mismas, alguna persona, cosa o circunstancia de vida; en segundo lugar, te regalamos algunas claves para que seas capaz de transformar las creencias debilitantes en creencias positivas, estas son: detectar la creencia limitante, tomar consciencia de las consecuencias de esa creencia en tu vida, descubrir si detrás de esa creencia hay algo positivo, escoger una nueva creencia positiva, y ponerla en práctica.

En este mismo sentido, también te obsequiamos herramientas útiles y sumamente prácticas para que puedas tener una autoconfianza y una autoestima sanas, tales como: aprender a vencer tus miedos con las siguientes estrategias: no huir, no negar los miedos, no luchar, haces amistad y afrontar el miedo como una oportunidad de crecimiento; 7 consejos para incrementar tu autoconfianza progresivamente; reafirmar tu autoestima; entrenar tu autoconfianza a través de 6 pasos esenciales; cultivar una autoconfianza inquebrantable a través de 5 técnicas; transformar tu realidad desde tu mente mediante 4 pasos; la asertividad y la autoconfianza.

Por último, hicimos esta gran aclaratoria: la autoconfianza sana no se logra construir de un día para otro, por el contrario, se logra tras el esfuerzo y la reafirmación diaria... por esto, hicimos énfasis en algunas prácticas positivas que te ayudarán a lograr tener una autoestima y una autoconfianza sana e inquebrantable; algunas de ellas son: entender que los problemas de autoconfianza siempre se pueden solucionar; no preocuparse por lo que piensen los demás; tener metas y trabajar en base a ellas; recordar los éxitos y no anclarse al pasado; siempre rodearse de personas que te influencien positivamente; nunca dejar de crecer integralmente a través del conocimiento, entre otras.

¡Tu viaje apenas comienza, disfrútalo!

EMPATÍA

UNA GUÍA PRÁCTICA DE SUPERVIVENCIA PARA QUE LA PERSONA ALTAMENTE SENSIBLE LOGRE UNA COMPLETA SANACIÓN EMOCIONAL, FÍSICA Y ESPIRITUAL

INTRODUCCIÓN

Querido lector, en este libro quiero enseñarte a desarrollar una habilidad que te cambiará la vida para siempre: la empatía... muchos la dan por sentado, otros tantos la subestiman, y algunos otros la desvalorizan constantemente; sin embargo, todo eso ocurre porque muchas personas no conocen los beneficios de esta gran cualidad, no conocen cómo puede ayudarlos, cómo beneficia a los demás, y cómo puede cambiar significativamente tu entorno. Es por todo lo anterior que he creado este maravilloso material para tu ayuda a nivel de crecimiento personal, para que puedas entender qué es verdaderamente la empatía, cuáles son los beneficios que su desarrollo ofrece para todas las personas, y cómo puede ayudarte a que te conviertas en la mejor versión posible de ti mismo.

Para cumplir a cabalidad todo lo que te propongo en el párrafo anterior, abordaremos los siguientes temas: en primer lugar, analizaremos los datos más básicos de la empatía y para eso hablaremos brevemente de la reseña histórica y evolución de la palabra empatía, llegando finalmente a lo que significa la empatía actualmente; de manera adicional, abordaremos el estudio de las neuronas espejo y de su conexión con la empatía. Siguiendo con este análisis de datos básicos, hablaremos del desarrollo de la empatía en el ser humano y abordaremos sus diversas etapas.

Por otra parte, y como tercer tema a estudiar, analizaremos el perfil de las personas que han logrado desarrollar la empatía, y de esta forma veremos cómo son, cómo se comportan, qué habilidades manejan, y cuáles son sus cualidades más resaltantes; en concatenación a ese tema, abordaremos el análisis de las características propias de la empatía y de esta forma ahondaremos en el estudio de algunas características de esta gran habilidad en el ser humano.

Luego de haber analizado todos esos aspectos iniciales, estoy seguro que querrás desarrollar la cualidad de la empatía, por ende, te regalaré varias estrategias que podrás poner en práctica para desarrollar esa habilidad... en total serán 4 sencillas pero significativas estrategias; adicionalmente, te mostraré las 8 formas básicas de la empatía, es decir, las maneras en que la empatía se muestra entre los seres humanos, cómo se expresa, y cómo la puedes poner en práctica de forma cotidiana... en esta sección del material te ofreceré todo necesario para que puedas aprender a desarrollar la habilidad de la empatía.

En concatenación con lo anterior, también te mostraré cómo potenciar la empatía, es decir, después de que has puesto en práctica todo lo anterior y has desarrollado esta habilidad, podrás aprender cómo potenciarla cada día de tu vida, cómo ponerla en práctica siempre, cómo perfeccionarla y cómo no permitir que muera en tu interior; en este sentido, te mostraré 6 pasos esenciales que podrás comenzar a poner en práctica rápidamente y potenciar esta habilidad.

En último lugar, abordaremos el análisis de algunos de los beneficios más relevantes del desarrollo de la empatía... serán 6 beneficios que te motivarán a comenzar ya mismo a desarrollar esta gran habilidad.

¿Qué esperas para convertirte en una persona empática? ¡Mantén una escucha atenta!

1

DATOS BÁSICOS SOBRE LA EMPATÍA

*A*ntes de abordar el poder de la empatía y las bendiciones que su comprensión y práctica pueden desplegar en el ser humano que la lleva a cabo, es menester comenzar de a poco, es decir, entender primero lo simple para luego analizar lo complejo; en este caso, lo simple son los aspectos básicos sobre la empatía, como, por ejemplo: su significado y su correspondiente evolución, y las neuronas que intervienen en este proceso... es precisamente sobre eso de lo que quiero hablarte en esta primera sección: de los datos básicos y más simples de la empatía, con la finalidad de que podamos crear una base sólida para los análisis posteriores.

¿Quieres descubrir cómo puede beneficiar a tu vida ser una persona empática? ¡Mantente atento!

Reseña histórica y evolución de la palabra empatía.

En vista de que la palabra 'empatía' no significa actualmente lo que significa antes, es importante que tomemos un espacio para abordar el significado antiguo de ese término y cómo ha evolucionado, con el paso de los años, hasta convertirse en el significado que conocemos actualmente.

Lo primero que debemos tomar en consideración es que la palabra empatía nace de la raíz griega Παθεῦν ("epathón"). Esta raíz etimológica se descompone a través del prefijo "εν", que significa dentro; adicionalmente, este adjetivo se compone del sufijo "emp-hatés", que significa afectado, emocionado, apasionado.

En base a lo anterior, uno de los primeros significados de la palabra empatía, cerca del siglo II d.C., fue de dolor o enfermedad, por ende, se decía que las personas tenían empatía cuando sufrían o padecían de alguna dolencia o enfermedad; sin embargo, esta definición fue rechazada por algunos etimologistas, debido a que afirmaban que la palabra sufrimiento realmente no devenía de la raíz etimológica de empatía, y que, por ende, no se compadecía con ese significado.

En otro orden de ideas, la palabra empatía fue adentrándose un poco más al campo de la psicología, pero abordada desde el área de la experiencia estética; concluyendo así que la empatía era la penetración de la persona, en el objeto que observaba, determinando así que la empatía significa lo que las personas experimentaban al ver objetos o expresiones artísticas. Esta definición fue presentada por Theodor Lipps, dentro de la época del romanticismo alemán.

Adicionalmente, y dentro de esa línea de pensamientos, Schopenhauer definió a la empatía, afirmando, en rasgos generales, que era un acto a través del cual una persona infunde, tras contemplar una cosa, sus propios sentimientos en ella, y recibe de la misma sus propiedades e impresiones.

Dos connotaciones con grandes diferencias: la primera explicando dolencias o enfermedades, mientras que la otra se encargaba de definir lo que sucedía cuando la persona observaba una cosa, esto último enmarcado dentro de la psicología, abordando la experiencia estética.

De esta forma podemos observar cómo la empatía ha sufrido una gran transformación, convirtiéndose en lo que es hoy en día; ha pasado por diversas connotaciones, diversos significados, diversos etimólogos que han querido aproximarse a una definición exacta, y diversas gestaciones que han devenido en la definición actual de la misma.

¿Tienes idea de qué tan diferente son esas dos definiciones del significado actual de la empatía? ¡Sigue escuchando!

¿Qué es hoy en día la empatía?

Actualmente, el significado de la palabra 'empatía' no se asemeja a ninguna de las dos definiciones que analizamos con anterioridad, por el contrario, ahora el término 'empatía' significa: la habilidad que poseen determinados individuos de comprender la situación del otro. De esta definición podemos extraer varios datos interesantes:

1. Se trata de una habilidad desarrollada, lo que significa que, para algunos psicólogos, la empatía no nace con las personas, sino que, por el contrario, se desarrolla con el pasar del tiempo y el enfoque que la persona tenga, por ende, está muy relacionada con el nivel de consciencia de la persona.

Algunos afirman que es necesario conocer a la

persona para sentir empatía por ella... a mí me parece que esa es una falacia (una oración cuya redacción tiene sentido pero que es falsa), y lo considero de esta manera porque sí, conocer a otra persona te ayuda a sentir más fácilmente empatía por ella, pero si solo vas a sentir empatía por aquellos a los que conoces, significa que sientes indiferencia por la gran mayoría del mundo... no creo que esa sea la verdadera empatía que debas desarrollar.

1. Una habilidad dual; con esto me refiero a que esta habilidad se puede analizar desde dos puntos de vista: desde una perspectiva cognitiva y desde un punto de vista emocional, por ende, cuando una persona es empática podemos afirmar que tiene la capacidad de comprender al otro desde la realidad de éste, de entender sus emociones, lo que vive, e incluso su perspectiva sobre lo que está viviendo.
2. La empatía se basa en entender el mundo del otro, sin quererlo dominar, sin quererlo controlar ni asemejar al nuestro... simplemente comprenderlo.
3. Como se trata de una habilidad que puede o

no desarrollar el individuo, no todos lo poseen.

De esta manera podemos afirmar que la empatía es una habilidad cognitiva y emocional, que puede o no desarrollarse por la persona, y que, en caso de desarrollarla, ésta le da la capacidad de poder comprender el mundo del otro: la situación que vive, su mentalidad, su perspectiva sobre ese asunto, entre otros aspectos.

¿Crees que has logrado desarrollar la empatía?, o, por el contrario, ¿sientes que necesitas un empujón para poderla desarrollar dentro de ti?

Neuronas espejos y la empatía.

¿Alguna vez te has preguntado por qué lloras cuando muere tu personaje favorito en una serie de televisión?, ¿por qué te emocionas con el final feliz de una película?, ¿por qué te molestas cuando el 'malo' ataca al protagonista? Si alguna vez te has hecho esas preguntas, he aquí la respuesta: las neuronas espejo.

Las neuronas cubelli o también denominadas como neuronas espejo, son un tipo de neuronas descubiertas por Rizzolatti, un científico de Padua, en el año 1996. Son uno de los descubrimientos más recientes e importantes de la neurociencia actual, debido a que a través de ella se pudo conocer porqué las personas podemos comprender a los demás, porque podemos entender en el lenguaje corporal de otros, porqué podemos entender lo que nos trata de decir una persona en un lenguaje diferente, porqué nos identificamos con otros, porqué lloramos el dolor ajeno, y porqué disfrutamos las alegrías de otros.

En este sentido, podemos afirmar que las neuronas espejo provocan que cuando contemples lo que otro hace, seas capaz de verlo como si en realidad te estuvieses contemplando a tu mismo, a tu propia acción refleja, debido a que, las neuronas reflejo te permiten conectarte con ese acto, pensamiento o sentimiento.

Capítulo 2: Desarrollo de la empatía en el ser humano.

Luego de haber conocido los aspectos básicos de la empatía, es importante que abordemos un tema un poco más complejo: el desarrollo de la empatía en el ser humano... analizando temas como: la empatía primitiva, la socialización y la actitud y educación emocional de los padres en el proceso de desarrollo de la empatía de los hijos.

Los seres humanos somos seres sociales: nacemos y nos criamos dentro de una sociedad, vivimos en medio de otras personas y no en el aislamiento, aprendemos y evolucionamos gracias a nuestra interacción con otros seres humanos.

En este sentido, no es de extrañar que la habilidad de la empatía se relacione con otros seres humanos, y que su desarrollo involucre la interacción de otras personas. En esta sección del libro quiero explicarte cómo comienza el proceso de desarrollo de la empatía y cómo se consolida a través de los años. ¡Mantente atento!

La empatía primitiva.

La empatía primitiva es la primera conexión que tiene el ser humano, desde que nace, con la habilidad de la empatía; en este desarrollo, la empatía primitiva abarca varias etapas, cada una con procesos, interacciones diferentes y edades diferentes; este tipo de empatía se caracteriza por ser la primera etapa de desarrollo de esta habilidad en los seres humanos.

El proceso de evolución de la empatía primitiva se divide en las siguientes etapas, según la edad de la persona:

- De 0 a 2-3 meses. Desde que el ser humano nace está en constante interacción con otros, lo que le permite desarrollar la empatía primitiva no intencional; por ejemplo, la mimetización.
- Desde los 2-3 meses hasta los 7-8 meses. Luego de la etapa no intencional, comienza la etapa de la empatía primitiva intencional, y es denominada de esta manera porque tanto los bebés como los padres comienza a provocar y compartir los "afectos", que, en el caso de los bebés, serán los que han podido aprender y desarrollar hasta ese momento; por ejemplo, cuando el bebé comienza a imitar los gestos y las vocalizaciones de los padres o personas allegadas.
- Desde los 7-8 meses hasta, aproximadamente, el primer año. A partir de este tiempo el bebé comienza a recordar situaciones empáticas primitivas (de las que hablamos en las etapas anteriores); en este punto se comienzan a imitar y a desarrollar gestos, movimientos y sonidos, que acompañan al acercamiento.

Es importante resaltar que la empatía primitiva se

caracteriza por ser un "contagio emocional", debido a que se trata de conductas irreflexivas, y, por ende, se basan en la imitación.

Podemos observar que estos primeros contactos del ser humano con la empatía pueden resultar muy "básicos", o "simples", sin embargo, son demasiado importantes, debido a que se encargan de sentar las bases para el desarrollo de la empatía en sus otras etapas, así como también, de las conductas que el niño seguirá imitando, aprendiendo y desarrollando.

Luego de esa etapa primitiva comienza la empatía simbólica, donde el niño comienza a asociar ciertas situaciones, movimientos, sonidos, y cualquier clase de símbolo en general, con un sentimiento o afecto en específico; desarrollando también, de esa manera, el lenguaje oral y corporal.

Socialización: mecanismo para profundizar la capacidad de ser empático.

La socialización es un proceso a través del cual una persona se interrelaciona con otros, y a medida que lo hace aprende y crea su propia experiencia con los demás, adquiriendo, a su vez, aptitudes, cualidades y conocimientos que le permitirán desarrollar habilidades sociales para desenvolverse sana y armónicamente en la sociedad en que vive.

Los seres humanos comienzan el proceso de socialización desde que son bebés, en el seno del hogar, luego experimentan otro ambiente: el colegio, y así sucesivamente; tras cada experiencia que ese bebé o niño vive, va imitando, aprendiendo, fijando en su memoria y desarrollando las actitudes que va reconociendo y experimentando en ese proceso de socialización.

Ahora bien, como pudimos analizar anteriormente, la empatía primitiva comienza a desarrollarse desde muy temprana edad, por ende, inicia en casa, así mismo es el proceso de socialización: la primera interrelación tiene lugar en el hogar; son esas primeras conexiones con otros seres humanos las que provocan que el niño aprenda cómo se comportará en un futuro con los demás, son los padres a través de su modelo de vida quienes educan al niño en su comportamiento, son sus maestros quienes a través de sus lecciones y acompañamiento enseñan al niño cómo relacionarse con otros, son los compañeros de clases (u otros niños de edades contemporáneas) quienes representan esa verdadera primera conexión con otros niños de la misma edad.

Debemos tomar en consideración que la empatía no es una habilidad innata, por ende, los padres, familiares allegados, y maestros, deben ayudar e instruir al niño para que aprenda a reconocer y desarrollar la empatía, así como orientar a los niños en cómo deben comportarse, y qué pueden aprender de un conflicto con otro niño, lo cual, por supuesto, es completamente sano y normal.

Desde todos esos espacios se propicia el desarrollo de la empatía.

Actitud y educación emocional de los padres: clave importante para la empatía.

Dentro de las secciones anteriores pudimos observar que la etapa primitiva de la empatía se desarrolla con la ayuda de los padres y familiares; de igual manera, en la etapa de socialización, el primer contacto que tiene el bebé con otro ser humano es con sus padres o familiares... de esta manera podemos observar la importancia de los padres en el desarrollo de la empatía.

El primer ambiente que conoce y en el que comienza a desarrollarse el bebé, luego de ser dado a luz, es el hogar, junto a sus padres, hermanos, y en ocasiones también junto a otros familiares... este es el primer espacio en el que el bebé aprende, se desenvuelve, se desarrolla, imita, fija patrones, recibe afectos, e interactúa con otros seres humanos, de ahí la importancia del hogar y de las personas que lo conforman.

El modelo que representan los padres, su actitud, su inteligencia emocional, y las expresiones de afecto, son lo primero que aprenden los niños a través de la imitación, son lo primero que aprenden a reconocer, a copiar, a fijar en su memoria y a repetir en el futuro... con el paso del tiempo esas actitudes y comportamientos pueden ser absorbidas por el niño y empezar a actuar en consecuencia, es por esto que no es raro ver a papás que se gritan constantemente y ver a niños malcriados, irrespetuosos y que lloran por todo.

Los hijos son el reflejo de los padres, debido a que los niños se encargan de ver y copiar las actitudes, más que de escuchar y poner en práctica.

Muéstrale a tu hijo un modelo de empatía y así podrá ser una persona empática.

2

PERFIL DE LAS PERSONAS EMPÁTICAS

Luego de analizar los aspectos más básicos de la empatía, como lo fue su significado, evolución etimológica, las neuronas espejo y su desarrollo en el ser humano, es momento de avanzar al abordaje de las expresiones de la empatía en las personas, es decir, cómo se comporta una persona que ha desarrollado la habilidad de la empatía.

En esta sección quiero hablarte del perfil de una persona empática, qué características tiene, cómo se comporta, cómo es su mentalidad, y básicamente cómo es la expresión de la empatía en el comportamiento de una persona y sus interacciones con otros.

Son altamente sensibles.

La sensibilidad de una persona empática podemos medirla a través de dos aspectos: en primer lugar, que es capaz de reconocer, a través de sus sentidos, los sentimientos de los demás, cómo se sienten ante determinadas circunstancias o cuál es su percepción de cierta situación; adicionalmente, la sensibilidad de la persona empática se materializa porque es capaz de emocionarse o sensibilizarse por determinadas situaciones o circunstancias.

Son capaces de reconocer y tratar las emociones de otras personas.

La persona empática tiene la habilidad de reconocer las emociones de los demás, pero, además de poder reconocerlas, es también capaz de aprender a lidiar con ellas, de saber tratar a la persona que la vive, de entender por lo que la otra persona está pasando desde sus propios zapatos, de comprender la realidad de los demás, su entorno, sus problemas, y si es posible darles una percepción nueva, fresca, diferente y positiva del problema que le aqueja, con la finalidad de que puedan encontrar nuevas ópticas para gestionar eficientemente sus problemas y emociones.

Son altamente intuitivos.

Tienen la habilidad de reconocer y entender, de una forma clara, los sentimientos, actitudes y emociones de los demás sin la necesidad de la utilización de la razón.

Requieren de tiempo a solas.

Cuando la persona empática no tiene la suficiente inteligencia emocional como para no dejarse abrumar por los sentimientos y situaciones negativas de los otros, necesita tomarse un tiempo a solas que le ayude a volver a alcanzar la paz, la serenidad y la armonía.

Particularmente considero que las personas que tienen inteligencia emocional y que son empáticas, no necesariamente llevan consigo esta característica, debido a que ser empático no es lo mismo a dejarse abrumar por las emociones y sentimientos de las demás, por el contrario, una persona que es empática entiende al otro, pero sin tomar para sí los sentimientos ajenos.

Suelen sentirse abrumados en las relaciones íntimas.

En concatenación con la característica anterior, algunas personas que son empáticas se sienten abrumadas por las relaciones muy personales, debido a que sienten temor de perder su individualidad y su identidad; sin embargo, y una vez más afirmo, que cuando la persona empática no sabe establecer límites entre los sentimientos y las realidades ajenas y las suyas propias, es porque algo falla en su inteligencia emocional, más no por ser empático.

Cuando eres una persona muy sensible es más fácil sentirte abrumado en las relaciones íntimas y requerir tiempo a solas, sin embargo, debes trabajar en tu inteligencia emocional y en los límites sanos, para que así puedas obtener todos los beneficios de practicar la empática sin la necesidad de absorber los aspectos negativos.

Se reabastecen de la naturaleza.

La naturaleza los ayuda a liberar sus cargas, su negatividad, las vibraciones tóxicas, y a su vez les permite restaurarse y nutrirse de su esplendor.

Son de gran corazón.

Con esta característica me refiero a que las personas empáticas, en virtud de su habilidad para entender los sentimientos de otros, son capaces de comprender las emociones y realidades ajenas, de actuar de una manera correcta, de mostrarle al otro que se siente aquejado por una situación otra perspectiva más positiva.

Las personas empáticas pueden entender cómo se sienten los demás y cómo podrían sentirse por las conductas que ellos lleven a cabo, y esto los ayuda a tener una visión y un panorama más amplio de las consecuencias de sus acciones, lo que los ayuda a tomar las decisiones correctas, en su beneficio y evitando lastimar a otros.

Valoran la curiosidad.

Las personas empáticas consideran que no hay mejorar manera para conectar con otros que ¡haciendo preguntas!, rompiendo así el paradigma de que preguntar mucho es malo. En este sentido, no es que las personas empáticas sean imprudentes, claramente conocen que algunas preguntas necesitan un cierto grado de confianza para poder hacerse, pero sí creen en las conexiones reales, honestas y sanas, por ende, valoran la curiosidad y la promueven para crear vínculos significativos y sinceros con otros.

Toma esta característica para ti y comienza a interrelacionarte con los demás al preguntarles sobre sus metas, intereses, hobbies, sueños, entre muchos otros aspectos.

Ponen sus opiniones a prueba.

Como las personas empáticas pueden asimilar y comprender las emociones y realidades de los demás, también son personas abiertas en cuanto a sus opiniones y perspectivas de vida, por ende, son personas flexibles y no buscan imponer su opinión por sobre la de los demás; de esta manera, ponen a prueba sus opiniones y no se cierran a escuchar perspectivas que sean diferentes a las suyas, por el contrario, se detienen a escuchar lo que otros tienen para decir, debido a que son conscientes de que no tienen la verdad en sus manos, así como de que no existe una verdad absoluta.

Se caracterizan en estos ambientes por escuchar, preguntar, analizar y cuestionar.

Buscan soluciones en vez de problemas.

Hoy en día muchas personas que no tienen inteligencia emocional se enfocan en lo negativo que cada situación trae consigo, sin embargo, cuando una persona ha logrado desarrollar la inteligencia emocional comienza a enfocarse en lo positivo en vez de lo negativo; adicionalmente, si se trata de una persona empática, buscará, además de lo positivo, que la solución al problema o la circunstancia sea beneficiosa para todos los involucrados, debido a que tomará en consideración y respetará su propio punto de vista, así como el de los demás, y de esta manera perseguirá una solución que sea armoniosa para todos los intereses presentes.

¿Qué esperas para aprender a desarrollar tu empatía y tener todas esas características?; ¿qué esperas para ser una mejor persona?; ¿qué esperas para desarrollar la inteligencia emocional y la empatía?; ¿qué esperas para ser tú quien dirija tu vida y tus emociones?; ¿qué esperas para ser la mejor versión posible de ti mismo?

Es hora de tomar las riendas de tu vida y convertirte en el capitán de tus sentimientos, de tu vida, y de tu destino, a través del desarrollo de habilidades tan importantes como lo son la inteligencia emocional y la empatía.

CARACTERÍSTICAS DE LA EMPATÍA

Luego de analizar el perfil de las personas empáticas, es momento de disponernos a analizar las características propias de la empatía, la cual, hemos afirmado, es una habilidad que pueden desarrollar los seres humanos y que, al hacerlo, ésta les permite entender y comprender los sentimientos, emociones y realidades de otras personas desde su propia mentalidad.

Ahora bien, ¿conoces exactamente cuáles son las características de eso concepto que acabamos de mencionar?; ¿verdaderamente conoces las características y virtudes de la empatía? Son exactamente a esas preguntas a las que quiero darle respuesta en esta sección y por supuesto, con el objetivo de ayudarte a conocer un poco más sobre lo que es la empatía y cómo puedes desarrollarla... ¡mantente atento!

Elevada sensibilidad social.

La sensibilidad se traduce en poder comprender lo que vive el otro, poder entenderlo y poder comprender su realidad de vida; adicionalmente, la sensibilidad también puede traducirse en conmoverse por la situación del prójimo, por el amor, por la tristeza, por la compasión... la empatía cubre ambos aspectos, debido a que se trata de una habilidad cognitiva y emocional que le permite a la persona que la ha desarrollado entender la realidad de otro ser humano y al mismo tiempo conmoverse con ella, pero teniendo la suficiente inteligencia emocional para no permitir que la situación o las emociones negativa del otro lo abrumen o lo consuman.

La empatía representa verdaderamente una elevada sensibilidad social, debido a que, es una habilidad que consiste en que el ser humano puede entender, conmoverse, e incluso ofrecer ayuda, a otras personas que se ven afectadas por una situación negativa o por su propia realidad de vida, sin la necesidad de conocerlo a profundidad o ser amigos íntimos.

El poder observar una circunstancia injusta, el poder entender una situación negativa, y el poder actuar con inteligencia y ganas de ayudar en ambos casos, es una clara muestra de empatía en el ser humano.

Capacidad de captar la comunicación no verbal de los demás.

La empatía es una capacidad cognitiva, por ende, consiste en utilizar las conexiones mentales y las habilidades cognitivas como el análisis y la comprensión, para entender las situaciones que vive la otra persona, sin embargo, no solo se trata de entender lo que el otro dice o cuenta a otros, sino que la empatía también lleva consigo que la persona que la desarrolle sea capaz de entender los gestos y en general el lenguaje no verbal de los seres humanos a su alrededor; no se trata de que para ser empático debes aprender a leer la mente, ¡no!, se trata de que aprendas a descifrar algunas características del lenguaje no verbal que demuestran emociones.

Todo lo anterior se debe a una de las funciones de las emociones: la función social, debido a que a través de ésta podemos determinar cómo se sienten otras personas, y adicionalmente, que los demás sepan cómo nos sentimos nosotros... de esta manera debemos afirmar que la empatía nos ayuda a observar de una mejor forma lo que el otro está pensando, sintiendo, y viviendo a partir de las emociones que refleja a través del lenguaje no verbal.

Conocimiento para dar feedback social.

Feedback hace referencia a la recepción de un mensaje y el envío de una respuesta ajustada a ese mensaje. Si manejamos esa definición inicial y la adaptamos a la empatía, podemos afirmar que una de las características de ésta habilidad social, es que permite que las personas que la desarrollen aprendan de lo que sucede en su entorno, las circunstancias que viven otras personas en el mundo, de las realidades de personas allegadas, y poder ajustar su respuesta a ese mensaje recibido.

"El conocimiento es poder" y en este caso no es la excepción… en la empatía el conocimiento sobre la realidad de otro y de las circunstancias de vida en general, le permiten a la persona poder responder de una mejor manera a lo que está sucediendo.

Un caso que me parece muy común en esto, es que las personas en muchas ocasiones nos adelantamos a juzgar a otros, a criticarlo, e incluso a señalarlo; sin embargo, luego de conocer su realidad de vida, la percepción que tenemos construida sobre esa persona puede derrumbarse o cambiar... esta es una característica esencial de la empatía: abre las puertas del conocimiento y entendimiento a los demás para que podamos cambiar nuestra respuesta social, nuestras percepciones, nuestras formas de ver la vida.

Respeto hacia los sentimientos y conductas de otros.

Al tener sensibilidad social, al poder captar lo que otras personas muestran a través de su lenguaje verbal y no verbal, luego de conocer la realidad de otros, solo queda 1 consecuencia lógica y que su vez representa un aspecto clave en la empatía: el respeto.

El respeto se traduce en poder tratar con amabilidad a todos los seres humanos, incluso y especialmente a aquellos que no comparten nuestras opiniones; el respeto es saber decir: no estoy de acuerdo contigo, pero entiendo que es tu vida, tu mentalidad y tu forma de ser y por eso acepto que seas así o que pienses de esa forma; el respeto es aceptar al otro, su individualidad, su identidad y su manera de ver la vida.

En este sentido, una de las características principales

de la empatía es que promueve el respeto entre los seres humanos, promueve que todos nos aceptemos como somos pero que cada uno siempre luche por ser la mejor versión posible de sí mismo, promueve que todos podamos entender nuestras realidad y percepciones de la vida, y que ante los problemas trabajemos unidos para solucionarlos.

Habilidad para escuchar.

Una de las formas en que se traduce la empatía, que es una vía necesaria para que pueda materializarse en la realidad, y que se corresponde con una característica esencial de la misma, es la habilidad de escuchar.

Escuchar significa atender con interés a lo que el otro está diciendo, no interrumpirlo, esperar que termine de desahogarse o de contar toda su historia, y hacerle ver que realmente estás prestando toda tu atención a su causa... la empatía promueve la escucha atenta, promueve que los seres humanos nos escuchemos los unos a los otros de una forma real y que seamos capaces de entender lo que nos dice desde su propia realidad de vida, pero sin dejar que nos abrume o nos absorba, con la finalidad de que, al final, seamos capaces de entenderle y de brindarle una perspectiva nueva, fresca y más positiva sobre su realidad.

Muchas personas que en vez de empatía sienten indiferencia, no se detienen a escuchar, si eres uno de ellos atrévete a cambiar, valora la realidad de otros, valora su tiempo negativo, y valora tu capacidad de ayudar así sea con una buena recomendación o con un abrazo sincero.

CONSEJOS PARA DESARROLLAR EMPATÍA

¿Estás listo para ser una persona empática?; ¿ya conoces el perfil de una persona que ha desarrollado la empatía y quieres tú también desarrollar esas virtudes?; ¿conoces verdaderamente todas las características de la empatía y estas fascinado con ellas?; ¿estás preparado para convertirte en la mejor versión posible de ti mismo?

Si tus respuestas fueron un rotundo ¡sí!, a cada una de esas preguntas, es momento de que estés súper atento en esta sección, debido a que te mostraré algunas recomendaciones que te ayudarán a desarrollar la empatía y a hacer tuyas todas las virtudes que circunscriben a esa maravillosa habilidad.

¿Estás preparado? ¡Mantente atento!

Aprende a escuchar lo que los demás te dicen sin palabras.

La empatía significa la habilidad de poder entender y comprender lo que la otra persona siente y vive... pero, ¿qué sucede si esa persona no te lo cuenta?, ¿ahora tienes que aprender a leer mentes?

Siempre la mejor comunicación es la que se hace de forma verbal, de una forma clara, honesta y transparente, sin embargo, no todas las personas se comunican de esa manera, ni a muchas se les hace sencillo comunicarse así, porque sienten desconfianza en ellos mismos, porque sienten temor o cualquier otra emoción negativa que les impida comunicarse de una forma asertiva... para estos casos te tengo una solución que te permitirá, aunque no te lo cuenten directamente, entender lo que la otra persona está viviendo: observar y entender su lenguaje corporal.

El lenguaje corporal es una de las formas a través de las cuales los seres humanos nos comunicamos, esta vez no es mediante palabras habladas o escritas, sino mediante un lenguaje más simbólico, es decir, a través del cuerpo humano: de las manos, de la postura de la cabeza, del movimiento de los brazos, de los gestos con la cara, de la posición que acojamos estando de pie o sentados y, en fin, todo lo que hagamos a través de nuestro cuerpo.

En algunas ocasiones es sencillo descifrar el mensaje que nos transmite que nos envía otra persona con su cuerpo, podemos observar que está enojado, que está triste o alegre, sin embargo, en otras circunstancias nos resulta más complicado… es por eso que te dejo algunos gestos comunes y su significado:

- Sujetar con una mano a la otra por la espalda. Este gesto demuestra frustración o un intento de disimular el nerviosismo, por ende, mediante la toma de una mano por la espalda la persona está tratando de controlarse a sí misma.
- Utilizar un brazo para sujetar al otro por delante del cuerpo. Este gesto, expresa falta de confianza en sí mismo, por ende, la persona que lo lleva a cabo porque necesita sentirse abrazada.
- Sonrisa tensa y labios apretados. Este gesto tan sencillo significa que la persona no desea compartir sus emociones con el otro, a su vez, representa una señal de rechazo.
- Mirar hacia los lados durante una

conversión. Este movimiento de la cabeza o incluso simplemente de los ojos, es una forma de expresar aburrimiento, debido a que de forma inconsciente esa persona está buscando vías de escape visuales.

Recuerda no sacar conclusiones de una sola expresión o gesto, debes unir varios para tener una conclusión del lenguaje que transmite la otra persona; también es importante que entiendas el lenguaje corporal de la persona de acuerdo al entorno, al ambiente o a sus propias condiciones de vida, por ejemplo, puede que una cierta postura signifique algo pero que la persona esté acostumbrada a hacerla de forma mecánica y que haya perdido para él su significado real. Lo importante es que te mantengas atento y con la mente abierta.

La técnica de las tres columnas.

Es un método utilizado en la psicología para ayudar a las personas a detectar, en su día a día, pensamientos irreales que le causen problemas consigo mismo o conflictos con los demás, con la finalidad de obtener conclusiones que ayuden, a las personas que la llevan a cabo, a entender de una mejor manera a sí mismos y a todas las personas involucradas.

La técnica de las tres columnas consiste en elaborar en una hoja blanca 3 columnas con contengan estos aspectos:

- Autoafirmación. Consiste en identificar el pensamiento que creó la emoción; no hace falta escribir un discurso, con una breve oración es suficiente. Es importante tomar en cuenta que al principio hacer esto puede ser complicado, sin embargo, con la práctica se hace más fácil.
- Distorsión. Identificar y reconocer qué pensamientos irreales están distorsionando la realidad. Existen guías internet de este tipo de pensamientos que pueden ayudarte a identificarlo de una mejor manera.
- Refutación. Básate en la lógica para construir argumentos racionales que derrumben el pensamiento distorsionado.

Al aplicar esta técnica serás capaz de mejorar tu relación contigo mismo y con lo demás y así desarrollar la empatía.

Practica la escucha activa.

Así como lo explicamos en otras secciones de este

material, el escuchar a otras personas es un aspecto clave de la empatía, debido a que nos permite entrar en el mundo del otro, desde su realidad, desde sus pensamientos, desde su mentalidad... en esta parte analizamos el escuchar como una forma para desarrollar la empatía, debido a que escuchar con atención a otros, regalarles tu tiempo para que se desahoguen, y a su vez buscar entenderlos, te ayudará a desarrollar la empatía de una forma más sencilla.

Siempre busca escuchar desde el punto de vista de la persona que se está desahogando, desde su realidad y desde su perspectiva de vida, pero cuídate de dos cosas: en primer lugar, por más activa que sea tu escucha nunca permitas que la realidad del otro o sus sentimientos te abrumen y te enceguezcan; y, en segundo lugar, siempre conserva tu individualidad y tu identidad... en este aspecto es esencial para que le puedas brindar a la otra persona una perspectiva más positiva de su realidad.

Aprende a recoger y devolver la emoción al otro.

Esta sección se basa en que, como parte de lo que hablábamos en el título anterior una de las recomendaciones para ser útiles en esta vida y para ser empáticos, es que aprendas a recoger la emoción que se encuentra dentro de esa persona que te habla o que ha acudido a ti, y que seas capaz de devolverle una emoción siempre más positiva y más alegre de la que hayas recibido… te aseguro que de esta manera tu vida será más feliz porque te llenarás de vibras positivas y ayudarás a una persona que lo necesita y más si trata de que te está mostrando una emoción negativa.

LAS 8 FORMAS BÁSICAS DE LA EMPATÍA

En esta sección quiero proveerte de las 7 formas esenciales a través de las cuales puedes poner en práctica día a día la empatía, ateniéndote a ti, a los demás, respetando tu mentalidad, tu ser y tu individualidad, pero buscando entender y comprender la mentalidad de los otros, e incluso buscando ofrecerles una perspectiva de vida nueva, fresca, y más positiva que la que pueden tener en la actualidad.

Las 7 formas básicas de la empatía se centran en lo que puedes hacer tú para efectivamente ser una persona empática… ya no se trata de aplicar técnicas para desarrollar la empatía sino de emplear en la realidad métodos en los cuales puedas expresar y hacer visible la empatía que has desarrollado, y de esta forma poder entender y comprender a otros, e incluso, en algunas oportunidades, ayudarlos a ser personas más sanas.

Conocer el estado interno de la otra persona, incluyendo sus pensamientos y sentimientos.

Esta es la primera forma básica en la que se expresa la empatía, en reconocer y aprender del estado interno de otras personas; con esto no me refiero a que siempre tengamos que estar al pendiente de lo que otros piensan (no hay que ser entrometidos), ni que debemos intentar leer la mente o el lenguaje corporal de las personas a nuestro alrededor a cada rato; con esta forma básica de la empatía me refiero a que debemos comenzar a considerar que la curiosidad es algo bueno… sentir curiosidad por lo que el otro siente o piensa es algo bueno, es ser considerado, es ser amable, es tomar las acciones para crear vínculos sanos y honestos con otras personas, claro, siempre tomando en cuenta los limites sanos que deben respetarse, y los estándares de confianza establecidos en la sociedad.

Aprende a sentirte sanamente curioso por cómo se sienten y cómo piensan las personas a tu alrededor.

La imitación motriz y neuronal.

La imitación dentro de la empatía podemos verla desde los inicios más primitivos hasta las formas más evolucionadas de la misma; en este caso, quiero hacerte ver que una de las formas básicas en las que se expresa la empatía es a través de la imitación, de imitar lo que otro hace y aprender, y de imitar lo que el otro piensa y aprender de ello también. Una de las formas en las que se presenta la imitación dentro de la empatía es en poder sentir en tu propia piel, lo que la otra persona está experimentando, pensar lo que piensa, sentir lo que siente, no con la finalidad de perder tu identidad e individualidad, sino como un ejercicio para comprender de una mejor manera lo que la otra persona está viviendo.

La resonancia emocional.

La ley de la resonancia afirma que cada uno de los seres humanos emite una vibración, y que, de acuerdo a ella, atraemos cosas, personas, acontecimientos, oportunidades y momentos, que responden a nuestras verdaderas emociones. Debemos tomar en cuenta que la ley de la resonancia no es igual a la ley de la atracción, debido a que esta última se basa en que las personas atraen lo que sienten y piensan, en cambio, la ley de la resonancia afirma que las personas atraen lo que vibran.

Algunas técnicas que te pueden ayudar a elevar tu vibración son:

- Tener una autoestima sana y actuar en consecuencia.
- Practicar la crítica constructiva contigo mismo, de una forma amable y honesta, con la finalidad de que siempre puedas seguir avanzando y convertirte en tu mejor versión.
- Llenar tu vida de amor, armonía, tolerancia, compasión, agradecimiento, serenidad, pasión y fe.
- Ten un motivador interno que te ayude a siempre tener un estado de ánimo óptimo.

Proyectarse intuitivamente en la situación de la otra persona.

Esta es una de las formas más vívidas de la empatía, debido a que acarrea que tú como ser humano te separes de tu cuerpo físico y que tu ser interno se ubique en el lugar de la otra persona, tomando su realidad, su vida, sus situaciones, sus circunstancias, sus momentos y oportunidades, con la finalidad de que tú, en tu ser interno, puedas sentir la experiencia que vive la otra persona, pero deteniéndote antes de imaginar lo que el otro siente.

Crear una representación muy clara de los sentimientos de la otra persona.

Esta forma de la empatía tiene bastante que ver con la forma anterior, debido a que, después de imaginarte en la posición de esa otra persona desde su realidad de vida, vas a tener la oportunidad de crear la representación de lo que siente, a partir de lo que te dice, de su lenguaje corporal, de lo mucho o poco que conozcas a esa personas, y siempre debemos tener en mente ayudar al otro desde estas representaciones… uno de los beneficios de llevarlas a cabo es que nos van a ayudar, además de entender mejor a esa persona, a brindarle una perspectiva más amplia, completa, y positiva de su situación.

Imaginar lo que sentiríamos si estuviésemos en el lugar de la otra persona.

En esta oportunidad no se trata de una proyección completa como la que explicamos anteriormente, sino de imaginarnos a nosotros mismos viviendo lo mismo que vive el otro, es decir, imaginar que nos ocurre la misma situación, pero con nuestras propias características, nuestras propias metas y aspiraciones, nuestro carácter, nuestra mentalidad y nuestra forma única de ver al mundo.

Sufrimiento.

Si chocarte con el sufrimiento de otro te genera un sufrimiento personal, debes concentrarte y dirigir tu atención hacia esa persona, a su realidad y su sufrimiento, encontrando las formas de expresar bondad y amor.

Amabilidad.

La octava y última forma básica de la empatía se basa en ser consciente (o buscar serlo) de la situación de los demás, de sus necesidades y de su realidad, resaltando los aspectos negativos, con la finalidad de asumir una actitud activa que le aporte consuelo y remedio a su sufrimiento.

PASOS PARA POTENCIAR LA EMPATÍA

Si ya has logrado desarrollar la empatía, si ya has logrado incluirla en tu vida y en tu forma de actuar, si ya has logrado ser una persona empática... ahora ¿qué puedes hacer para nunca dejar de serlo?, ¿qué puede hacer para siempre seguirla desarrollando?, ¿qué puedes hacer para potenciarla?

Paso #1: Modifica tu entorno.

Es importante que desde este momento tu vida exterior comience a compaginar con tu vida interior, es decir, que tus relaciones, tus espacios, tu físico, y hasta tus formas de expresarte y moverte evoquen y sean un fiel reflejo de tu vida interior, de lo que has cultiva adentro de ti, de tu mentalidad, de tu forma de ver la vida, de tus habilidades y talentos, y ahora también de la empatía que has desarrollado.

Una de las formas más prácticas de modificar tu entorno es modificando las relaciones que te rodean, sean con familiares o amigos... la forma de modificarlas no es, en primera instancia, alejándote, sino ¡contagiándolos!, contágiales tus vibras positivas, contágiales tu empatía y todos los beneficios que ha traído a tu vida.

Paso #2: Establece relaciones basadas en el amor y la tolerancia.

Los seres humanos pocas veces nos damos cuenta de las influencias que recibimos del exterior, y esto es un grave error, debido a que literalmente cualquier cosa puede influenciarnos: las series de televisión, las películas, las noticias, las redes sociales, las figuras públicas, la música y, por supuesto, otras personas; que esas cosas o situaciones influyan en nosotros no quiere decir que son negativas, por el contrario, pueden ser positivas o negativas, de ahí la importancia de cuidar lo que entra a nuestra mente.

Es imposible estar 100% concentrado en aquello que nos influencia o no, debido a que hay cosas y situaciones que nos influencian sin nosotros darnos cuenta, sin embargo, es importante que comencemos a elevar nuestra consciencia sobre este asunto y una de las formas para hacerlo es cuidando a las personas que escogemos para que estén a nuestro alrededor, es decir, cuidando de que sean buenas personas, que compaginen con nuestros valores de vida, que sumen cosas positivas en vez de restarlas.

Las personas que son "buenas" influencias, o que te influencian de forma positiva, se caracterizan por lo siguiente:

1. Te ayudan a crecer de forma integral.
2. Te motivan a seguir adelante a pesar de las adversidades.
3. No te incitan a realizar actividades dañinas para tu vida y tu salud.
4. Te regalan conocimientos nuevos.
5. Están para ti en los buenos y los malos momentos.
6. Te contagian de alegría, vibras positivas, felicidad, entusiasmo, paz y armonía.
7. Te impulsan a alcanzar todas tus metas y sueños.
8. Te muestran que el verdadero valor de la vida no está en lo material sino en aquello que exalta verdaderamente a tu alma.

9. Te ayudan a consolidar valores positivos.
10. Puedes tener con ellos una relación honesta, real y equilibrada.

Paso #3: Vive sin prisas y cultiva la escucha interior (Meditación, conciencia corporal y respiración).

La sociedad actual nos invita (o nos empuja) a vivir de una manera acelerada, llenos de estrés, de ansiedad, de consumismo, y de desvalorizar constantemente lo que es realmente importante, por ende, muchas veces vivimos frustrados, llenos de tristezas y de cargas innecesarias... en este momento quiero invitarte a ver de otra manera la vida, a dejar el estrés atrás, a olvidarte de la ansiedad y a vivir una vida sin prisa.

Muchas de las enfermedades que nos consumen días tras días son producto de nuestra forma de vivir, de estar acelerados, de ser adictos al trabajo, de estar pegados al teléfono las 24 horas del día, de consumir comida poco saludable, de vivir a toda prisa... y es que no hay nada más sencillo de entender que esto: el estrés enferma y mata.

En base a todo lo anterior, quiero invitarte a vivir sin prisas y a convertirte en tu mejor amigo y liado;

la forma en la que puedes hacer esto es a través de prácticas como: la meditación, las visualizaciones positivas, las afirmaciones, los ejercicios de respiración controlada.

Paso #4: Mejora tu diálogo interno.

¿Con quién hablas más?; ¿a quién le cuentas más comúnmente lo que te sucede?; ¿quién es la persona con la que más te comunicas?

Es común que a esas preguntas les demos una respuesta que involucre a otra persona: mamá, papá, hermanos, amigos, primos, tíos… y un millón de opciones más, pero todas involucran a un tercero.

¡Eso es común, pero no es lo correcto!

La verdadera respuesta es que la persona con quien más hablas es contigo mismo, a quien más le cuentas lo que le sucede es a ti, con quien nunca te desconectas y a quien nunca ignoras es a ti mismo, por ende, es importante que mejores y profundices la relación contigo mismo, que cambies tu diálogo interno, que comiences a tratarte bien, a confiar en ti, a dejar de menospreciarte, y en definitiva a amarte más.

¿Cuántas veces te has dicho: 'eres un tonto', 'no

sirves para nada', 'que feo eres'?, ¿cuántas veces has hablado contigo mismo subestimándote o desvalorándote a ti mismo? Estoy seguro que muchas veces... ahora es momento de enfrentarte con una gran pregunta: ¿serías amigo de una persona que te hable como tú lo haces a ti mismo? Si la respuesta es un 'no', es importante que comiences a ser más consciente de lo que te dices a ti mismo, y que comiences a cambiar tu dialogo interno.

Paso #5: Vive sin prejuicios.

Hay algo que los seres humanos no hemos terminado de comprender aún: los prejuicios nos atan a nosotros mismos, nos limitan, le colocan cadenas a nuestra mente.

Muchas veces creemos que pensar de cierta manera, que comportarse de determinada forma, e incluso que tener cierto trabajo o estar vinculados con determinadas personas es lo 'correcto, es lo que debe hacerse y no hay otra manera... ¡no hay nada más erróneo!; la verdad es que para poder crecer de forma integral debemos ser conscientes que los prejuicios que tenemos sobre nosotros mismos y sobre otras personas, que si debemos casarnos antes de los 30, que si debemos tener 2 hijos, que si debemos tener cierto trabajo para considerarnos exitosos, que si no podemos permitirnos fallar en nada, y para usted de contar…

Todos los prejuicios funcionan como cadenas, envuelven nuestra mente y no le permiten que se expanda, que crezca, que evolucione; por ende, debemos aprender a arrancar los prejuicios de nuestro sistema, a destruirlos y a dejar de ser prisioneros de ellos.

Paso #6: Recréate en la naturaleza.

La naturaleza nos recarga de energías, nos ayuda a alcanzar la paz, la serenidad, a sentirnos libres y en armonía con nosotros mismos, por ende, debemos ser capaces de aprovechar cada espacio de tiempo que tengamos para invertirlo en entretenimiento en la naturaleza, dejar los televisores atrás, desconectarte de los teléfonos y de los demás aparatos electrónicos y conectarte con la naturaleza.

Te recomiendo que tomes algunas horas de tu semana para invertirlas en ti mismo pasando tiempo en la naturaleza, una simple caminata puede bastar para recargarte de vibras positivas, para disminuir el estrés, para respirar aire fresco y poder superar la ansiedad.

Imagínate estar al aire libre, con mucho verde a tu

alrededor, con aire limpio y olores frescos entrando por tu nariz, con el sonido de los pájaros arrullando tu caminar y con un cielo azul y nubes blancas como la nieve dándote los buenos días... ¿no te parece espectacular?

BENEFICIOS DE LA EMPATÍA

En esta última sección quiero hablarte de los maravillosos beneficios de la empatía, mencionar y detallarte cada uno de ellos, con la finalidad de que puedas conocerlos y animarte aún más a desarrollar este hermoso arte y así ser capaz de obtener para tu vida todo su poder.

Como hemos explicado anteriormente, la empatía es una habilidad cognitiva y emocional, a través de la cual la persona que la posee es capaz de ponerse en los zapatos del otro y entender su realidad... cuando la persona ha logrado desarrollar esta habilidad, toma para sí una gran cantidad de beneficios que lo ayudan a incrementar la calidad de su vida; sobre esos beneficios quiero hablarte en esta sección… ¡no te desconectes!

Te ayuda a mejorar la comunicación.

Ser una persona empática trae muchísimos beneficios a tu vida, y uno de los más importantes es que te ayuda a comunicarte mejor, debido a que te permite poder entender tu propia realidad, comprenderla, aprender de ella, conocer tus emociones, regularlas, estar conscientes y defender lo que crees, mientras que, al mismo tiempo, te permite poder entender la realidad de los demás desde sus propios ojos, ponerte en su lugar, y comprender lo que esa otra persona siente, sin hacer tuyos esos sentimientos... todo lo anterior te permite comunicarte efectivamente desde la asertividad con otras personas.

Cuando eres una persona empática eres capaz de tener tus puntos de vista claros, pero sin que eso signifique imponérselo a los demás; adicionalmente, eres consciente de tu realidad y de tu perspectiva de vida, pero también eres capaz de entender (sin que eso signifique compartir) los puntos de vista de los demás, por ende, te comunicarás de una mejor manera con las personas de tu entorno.

Refuerza tu imagen en el liderazgo.

Ser una persona empática trae consigo el hecho de conocerte a ti mismo, de aprender a regularte, de explorar tus emociones y de saber cuál es su origen, todo esto conlleva a que te estás conociendo mejor a ti mismo, que estás expandiendo y profundizando tú relación contigo; a su vez, esa profundización te ayudará tener un autoestima y una autoconfianza sanas, lo que reafirmará en ti una imagen positiva, es decir, ya no mirarás al espejo y verás a un perdedor, sino que observarás a un ganador, a un líder, a una persona con buenos valores y con ganas de dar lo mejor de sí mismo cada día.

En resumen, ser empático te ayuda a cambiar la imagen y la mentalidad de derrota que tienes de ti mismo y de otros, ahora te verás como un ganador y podrás ser capaz de ver a otros de esa forma y de alegrarte por ellos… ser empático te ayudará a reforzar tu imagen de líder y protagonista de tu propia vida.

Fortalece las relaciones personales y profesionales.

El poder ser capaz de entender tu propia realidad y poder comprender la de otros, te ayudará a fortalecer las relaciones personales y profesionales que tienes con las personas de tu entorno, incluso, además de fortalecerlas, podrás resolver los problemas e inconvenientes que tengas con ellos de una forma armónica y velando por los intereses de todos los involucrados.

En muchas oportunidades, en cuanto a las relaciones interpersonales, permitimos que el ego nos consuma, que el 'tener la razón' nos nuble, que el orgullo y el egoísmo no nos permita ver más allá de nuestra propia nariz, es decir, más allá de nuestra propia realidad... cuando somos personas empáticas eso cambia, porque además de ver nuestras propias necesidades, nuestros propios intereses, y nuestro propio mundo, seremos capaces de ver la realidad de los demás, de entender por qué actúan de una determinada manera, de comprender su mundo, sus necesidades y sus intereses.

Te ayuda a cultivar una postura más constructiva.

Adicionalmente a los beneficios que ya hemos analizado, la empatía también ayuda a la persona que la ha desarrollado, a tener una personalidad más constructiva, lo que significa que es capaz de darle valor a otros, con esto no me refiero a regalarle a otras personas cosas materiales, sino de ofrecerle a otros valores como: palabras de aliento en momentos difíciles, creer en las capacidades y talentos de otras personas, crear espacios para tener conversaciones honestas y de calidad, regalar palabras que influyan en el crecimiento personal, profesional o espiritual, tener con otros actos de bondad y generosidad.

Nunca te confundas: la vida no se trata de una búsqueda interminable de comodidades, de llenarte de bienes materiales, de trabajar como loco y convertirte en una máquina de hacer dinero, sino, por el contrario, de cumplir con tu propósito de vida, el cual está integrado por cumplir con lo que te apasiona y ayudar a otros en el proceso.

Mejora tu capacidad de reconocer tus fortalezas y debilidades.

Jamás podrás ser una persona empática sino te conoces a ti mismo, por ende, en tu camino del desarrollo de la empatía, del poder entender a otros, de poder comprender la realidad de otras personas, también transitarás por el viaje del conocimiento personal, serás capaz de conocerte a ti mismo, de profundizar la relación que tienes contigo mismo, de aprender de ti, de tus emociones, y en definitiva comenzar a transitar el camino del desarrollo personal... todo lo anterior te ayudará a aprender a reconocer tus fortalezas y debilidades.

Muchas veces vivimos intentando conectar con otros, intentando entenderlos, intentando pertenecer a su mundo, intentando crear vínculos honestos y reales, pero... ¿cómo conectas con otros si ni si quiera eres capaz de conectar contigo mismo?

En base a lo anterior podemos afirmar que, si queremos ser personas empáticas, primero debemos comenzar por nosotros mismos, debemos empezar por entendernos verdaderamente a nosotros, de comprender por qué sentimos lo que sentimos, de entender nuestro mundo interior y nuestra realidad, para luego poder entender el mundo y la realidad de otros.

Te permite desarrollar la inteligencia emocional.

Si buscamos resumir todos los beneficios de la empatía en uno solo sería en este: nos ayuda a desarrollar la inteligencia emocional, y esto se debe a que, a través de la empatía somos capaces de:

- Conocernos profundamente a nosotros mismos.
- Entender nuestras emociones.
- Comprender la realidad de los demás.
- Comunicarnos de forma asertiva.
- Ayudar a otros desinteresadamente.
- Logramos comprender las emociones de

otros y por qué actúan de la forma en que lo hacen.
- Resolvemos conflictos de una forma inteligente.
- Aprendemos a regular nuestras emociones y a entender que no podemos hacer lo mismo con las emociones de los demás.

De esta manera podemos observar que la empatía y la inteligencia emocional están íntimamente relacionados, incluso uno de los componentes esenciales de la inteligencia emocional es la empatía.

CONCLUSIÓN

Estimado lector, has arribado al final de este maravilloso material que he preparado para ayudarte, y de esta manera puedo afirmar que tienes en tu conocimiento todo lo necesario para desarrollar esta gran habilidad de la empatía y convertirte en la mejor versión posible de ti mismo. Espero que hayas disfrutado el escuchar este libro, tanto como yo disfrute haciéndolo. A continuación, vamos a rememorar varios aspectos relevantes de la empatía, ¡para que nunca los olvides!

Ahora sí, ya estás listo para desplegar en tu vida el poder de la empatía.

En primer lugar, abordamos el análisis de los datos básicos de la empatía, como su desarrollo etimológico, su significado actual y la conexión con las neuronas espejo; en este sentido, podemos afirmar que la empatía tuvo una gran diversidad de significados, pasando por las dolencias y enfermedades y por ser definida como lo que ocurría dentro del ser humano cuando contemplaba alguna cosa, esto dentro del marco de la expresión artística. Finalmente, podemos concluir, que la empatía es una habilidad emocional y cognitiva del ser humano que le permite entender la realidad de los demás y comprender su mundo interior. Adicionalmente, abordamos el análisis de las neuronas espejo y de las etapas del desarrollo de la empatía en el ser humano.

En segundo lugar, pudiste conocer cómo es el perfil de las personas empáticas, cómo se comportan, qué hacen, cuáles habilidades tienen, y cuáles virtudes han desarrollado. En este orden de ideas, las personas empáticas son: altamente sensibles, capaces de reconocer y tratar las emociones de otros, intuitivos, capaces de recargar sus energías desde la naturaleza, tienen una gran bondad, valoran la curiosidad sana, tienen una mente abierta y flexible, y buscan soluciones en vez de problemas.

Por otra parte, también mencionamos las características propias de la empatía, como lo son: la elevada sensibilidad social, la capacidad de captar la comunicación no verbal de los demás, la retroalimentación social, el respeto hacia la conducta y sentimientos ajenos, y la habilidad para escuchar.

En cuarto lugar, hablamos sobre: consejos para desarrollar la empatía, las formas básicas de la misma, y los pasos que debemos seguir para potenciarla… dentro de estos temas diseminados en varias secciones, pudimos aprender lo siguiente:

- Para desarrollar la empatía necesitas aprender a escuchar a los demás, aprender a reconocer su lenguaje no verbal, la aplicación de la técnica de las 3 columnas, y aprender a recoger y devolver la emoción al otro.
- Existen 8 formas básicas de la empatía: conocer el mundo interno de otras personas, la imitación, la proyección intuitiva en la realidad del otro, la representación de los sentimientos de las otras personas, imaginar lo que sentiríamos en el lugar de la otra persona, el sufrimiento y la amabilidad empática.
- Puedes emplear 6 sencillos pasos para potenciar la empatía, que se basan en la

modificación de tu entorno y de tu mundo interior.

Para finalizar pudiste aprender sobre los maravillosos beneficios de la empatía.

¿Qué esperas? ¡Sé empático!

www.ingramcontent.com/pod-product-compliance
Lightning Source LLC
LaVergne TN
LVHW092005090526
838202LV00001B/4